기능성 버섯요리, 약차 만들기

기능성 버섯요리, 약차 만들기

초판인쇄 · 2014년 4월 25일
초판발행 · 2014년 5월 01일

지 은 이 · 건강생약협회
펴 낸 이 · 김덕자
펴 낸 곳 · 건강생활사

출판등록 · 2012년 09월 12일 제312-2012-000043호
주　　　소 · 서울 서대문구 홍은1동 453-2 풍림빌딩 3층
전　　　화 · (02)396-9651~2

I S B N 978-89-98561-16-1 (13590)

기능성 버섯요리, 약차 만들기

건강생약협회 지음

건강생활사

차례

Part 01   버섯의 효능과 버섯 고르기
- 만능식품이라 불리는 버섯   10
- 신선한 버섯 고르기   17

Part 02   표고를 이용한 버섯요리

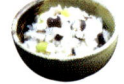

버섯우거지청국장	24	표고버섯 닭고기영양밥	32
농가식 버섯야채죽	26	버섯오색냉채	34
돼지고기 버섯볶음	27	버섯해장국	35
표고버섯죽순볶음	28	버섯전골	36
버섯주먹영양밥	30	표고버섯 볶음면	38
오징어완자 버섯볶음	31	버섯양배추쌈	39

Part 03   새송이를 이용한 버섯요리

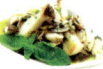

버섯생태찌개	42	브로콜리와 새송이볶음	50
고기완자 새송이볶음	44	버섯 머핀	52
새송이 미역무침	45	새송이버섯 장조림	53
청채버섯볶음	46	송이구이	54
새송이버섯과 돼지고기	48	버섯샐러드	56
버섯버터볶음	49	새송이버섯과 야채구이	57

Part 04　느타리를 이용한 버섯요리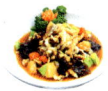

버섯꽃게탕	60	버섯 고로케	68
느타리버섯탕수육	62	장국죽	70
느타리버섯과 은대구살튀김	63	쇠고기 버섯볶음	71
버섯골뱅이무침	64	버섯 파운드케이크	72
버섯잡채	66	느타리버섯 산적	74
들깨소스를 곁들인 버섯볶음	67	느타리버섯 초회	75

Part 05　팽이를 이용한 버섯요리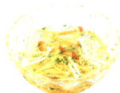

버섯된장찌개	78	팽이버섯된장국죽	86
팽이버섯 장아찌	80	버섯생불고기	88
팽이버섯냉국	81	버섯크림파스타	90
버섯국	82	버섯밥전	92
버섯수제비	84	팽이버섯 회무침	93

Part 06　양송이를 이용한 버섯요리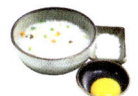

버섯칼국수	96	양송이 필래프	99
오미버섯죽	98	양송이 피자	100

Part 07　이색 버섯요리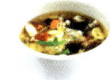

노루궁뎅이버섯볶음	104	흰목이버섯볶음	110
자연송이덮밥	106	청채초고버섯볶음	112
복령 원앙죽	108	버섯차	114

Part 08 꽃차와 약차 만들기

01 감국꽃차 … 118
02 개나리꽃차 … 121
03 구절초꽃차 … 124
04 국화꽃차 … 127
05 금잔화꽃차 … 130
06 나팔꽃차 … 133
07 도라지꽃차 … 136
08 동백꽃차 … 139
09 둥굴레꽃차 … 142
10 라일락꽃차 … 145
11 맥문동꽃차 … 148
12 맨드라미꽃차 … 151
13 머위꽃차 … 154
14 목련꽃차 … 157
15 민들레꽃차 … 160
16 박태기꽃차 … 163
17 배꽃차 … 166
18 벚꽃차 … 169
19 복숭아꽃차 … 172
20 봉선화꽃차 … 175
21 산수유꽃차 … 178
22 송화차 … 181
23 쇠뜨기꽃차 … 184
24 수국꽃차 … 187

25 아까시꽃차 … 190
26 연꽃차 … 193
27 원추리꽃차 … 195
28 유채꽃차 … 198
29 인동꽃차 … 201
30 자귀나무꽃차 … 204
31 제비꽃차 … 206
32 조팝나무꽃차 … 209
33 진달래꽃차 … 212
34 찔레꽃차 … 215
35 패랭이꽃차 … 218
36 홍화차 … 220

- 사진으로 만나는 대표 버섯요리 … 223
- 사진으로 만나는 대표 꽃차·약차 … 224

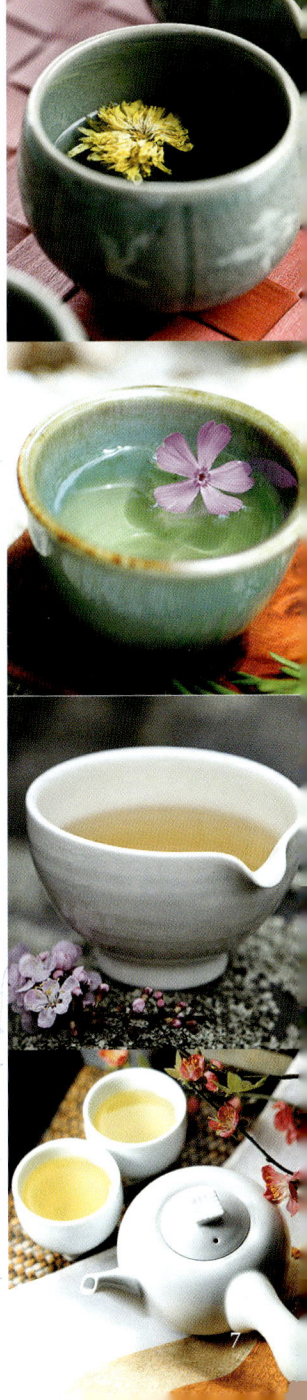

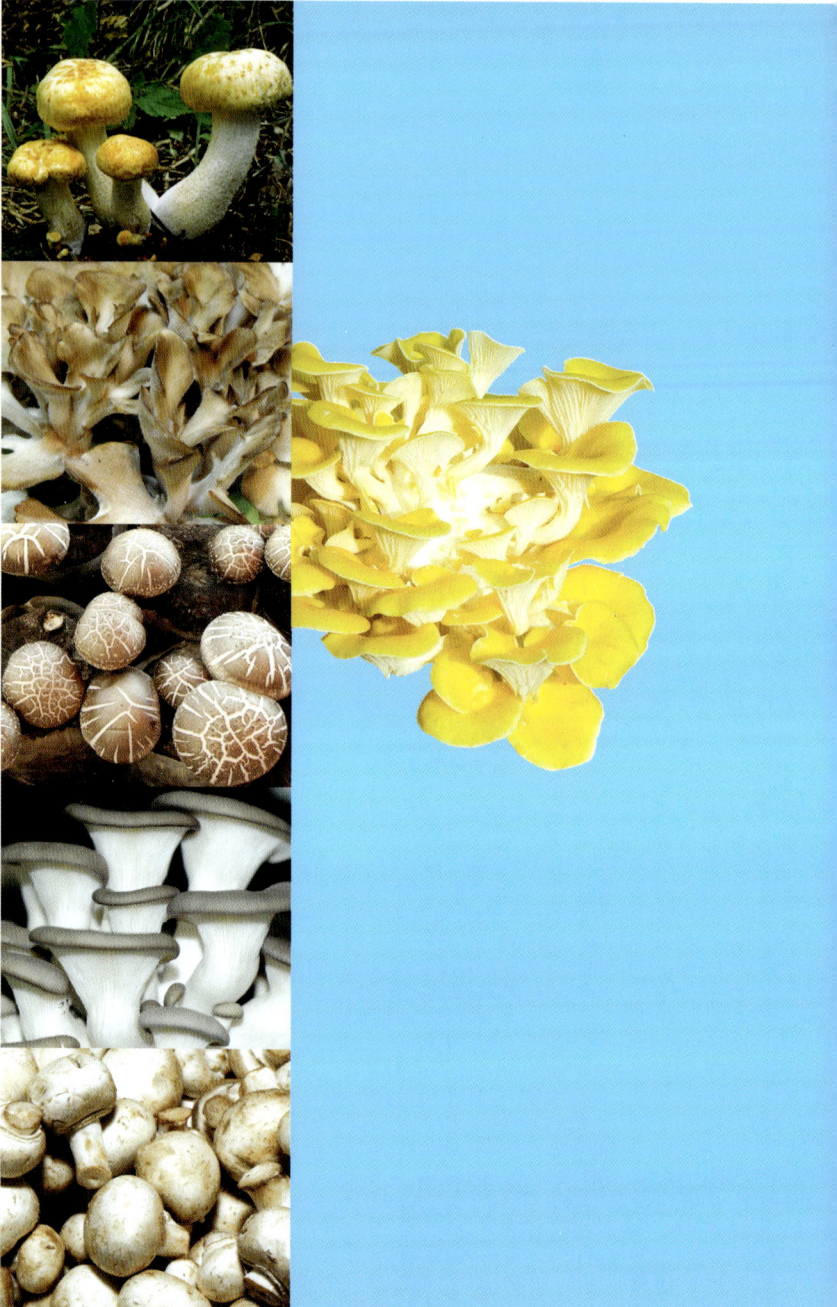

버섯의 효능과 버섯 고르기

Part 01

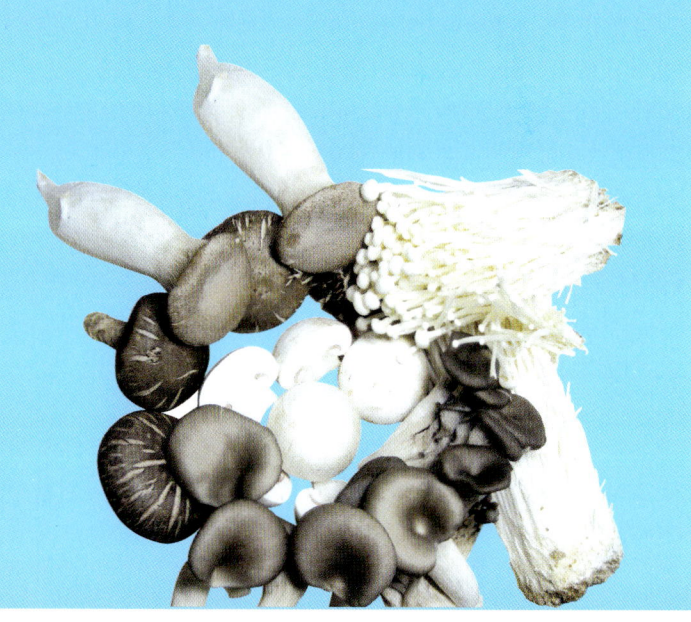

:: 만능식품이라 불리는 버섯

1. 버섯의 다양한 종류

버섯의 종류는 이 지구상에 약 15,000여 종 분포된 것으로 추정하고 있다. 그 중 약 50%인 7,500여 종은 식용버섯이고 약 30%인 4,500여 종은 약용버섯으로 추정하고 있다. 약 10%인 1,500여 종은 독버섯이고, 나머지 약 10%는 품종 미상으로 알려져 있다.

우리나라의 경우 연구가 되어 개발된 품종은 7,500여 종의 식용버섯 중에서 10여 종과 4,500여 종의 약용버섯 중에서 5여 종에 불과하다. 그러므로 버섯의 품종 개발과 이용 가능성은 무궁무진하다고 할 수 있다.

우리 인간에게 유용한 곰팡이균인 버섯은 단백질, 당류, 유기산, 비타민, 지방 등의 영양소 공급으로 1차적 기능을 하며, 색과 향기와 같은 핵산 관련 물질인 기호성에 의한 2차적 기능과 인체의 생체조절 기능, 항상성 유지, 항산화효과, 성인병 예방, 약리 효능의 3차적 기능이 있다.

또한 버섯은 부가가치가 높은 건강식품과 새로운 의약품개발 가능성이 높다. 식용, 기능성물질로 인한 약용개발의 탐구는 버섯을 폭넓게 자원화하는 데 활용하고 있다.

2. 식용버섯의 이용성

버섯은 '숲에서 나는 고기'라 불릴 정도로 영양 가치가 뛰어나 독특한 생물학적 위치(미생물)만큼이나 신비한 효과를 나타낸다. 어쩌면 자연이 인류에게

주는 마지막 식품일지도 모른다는 찬사를 받기에 부족함이 없다.

우리나라에서 가장 많이 생산되는 느타리버섯은 칼로리가 거의 없고 맛이 좋아 다이어트 식품으로 좋다. 느타리버섯은 비타민 B_2, 니아신, 비타민 D가 풍부한데 비타민 B_2는 성장을 촉진하고 지방, 단백질, 당질의 소화 흡수를 돕는다. 느타리버섯엔 특히 비타민 D_2의 모체인 에르고스테린이 많이 들어 있는데, 콜레스테롤 수치를 낮춰 고혈압과 동맥경화 같은 성인병을 예방한다. 느타리버섯에서 추출한 진액을 암 환자들에게 임상 실험한 결과 유방암과 폐암, 간암에 큰 효과를 보였다는 연구 결과가 일본에서 발표되기도 했다. 암 치료 과정에서 일어나는 구토, 탈모, 설사 등의 부작용에도 효과가 있다.

양송이버섯은 서양요리에 자주 쓰이고 소화를 돕고 정신을 맑게 하며 비타민 D와 비타민 B_2, 타이로시나제, 엽산 등을 많이 함유하고 있어 고혈압 예방과 빈혈 치료에 효과가 있다. 전분이 없어 당뇨병과 비만에도 좋다. 항암 작용, 항바이러스 작용, 고혈압 강하 작용, 동맥경화 등에도 큰 효능이 있다.

주변에서 구하기 쉽고 값도 싸서 우리 식탁에 자주 오르는 표고버섯은 예로부터 불로장생의 명약이라 알려졌을 만큼 영양이 풍부하다. 〈동의보감〉과 〈본초강목〉에서는 '기를 강하게 하고 허기를 느끼지 않게 하여 풍을 고치고 혈액순환을 돕는다'고 기록하고 있다. 피를 맑게 하고 식욕을 돋워주는 효과도 있는데, 돼지고기 요리를 할 때 같이 넣으면 흡수가 더 잘된다. 표고버섯만의 독특한 감칠맛은 구아닐산이 다른 버섯에 비해 많기 때문인데, 구아닐산은 콜레스테롤 수치를 낮추는 성질이 있어 고혈압과 심장병 환자들에게 좋다. 또한 표고버섯에 들어 있는 렌티난(lentinan)은 강력한 항암 물질로 면역 체계를 활성화한다. 따라서 암뿐만 아니라 감기 같은 바이러스 질병과 고혈압, 당뇨에도 효과가 있다.

새송이버섯은 크고 통통한 대가 쫄깃하고 향이 좋아 요즘 특히 인기가 있다. 일반 버섯에 많은 비타민 B_1, 비타민 B_2, 니아신 등이 거의 없는 대신 다른 버섯에 없는 비타민 B_6가 다량 함유되어 있다. 비타민 B_6는 혈액 생성과

♣ 버섯의 식품성분

버섯종류	조단백	조지방	환원당	펜토산	만니톨	수용성 물질
목이버섯	8.7	1.6	54.3	8.5	2.6	41.2
잎새버섯	21.8	4.7	47.5	2.7	6.8	48.1
느타리버섯	19.5	3.8	54.7	2.0	10.9	51.4
팽이버섯	31.2	5.8	33.1	2.3	6.1	61.2
송이버섯	20.1	5.0	45.3	1.8	5.2	55.1
표고버섯	18.3	4.9	54.8	1.8	4.5	45.2

신경안정, 피부건강에 좋다. 새송이버섯에는 비타민 C가 느타리버섯의 7배, 팽이버섯의 10배가 함유되어 있을 정도로 매우 풍부하다. 칼슘과 철 등 신진대사를 원활하게 도와주는 무기질도 다른 버섯들보다 많은 편이다.

팽이버섯은 각종 아미노산과 비타민이 많이 함유되어 있어 혈압을 조절하고 면역력을 높이며 암과 성인병 예방에 효과가 탁월하다. 특히 팽이버섯을 자주 먹는 사람의 경우 식도암, 위암, 췌장암 발생률이 그렇지 않은 사람에 비해 반 이하로 낮은 것으로 밝혀졌다.

목이버섯은 노화를 막고 피를 맑게 하며 위장과 폐를 보호하는 기능이 있다. 치질과 변비, 하혈 치료에 좋고 항암제나 백혈병 치료제로도 쓰인다. 간장이나 위장이 부었을 때도 사용하며, 편도선염에도 효과가 있다. 향이 강하지 않고 맛이 담백해서 여러 요리에 잘 쓰이는데 특히 중국요리에 많이 이용된다.

3. 약용버섯의 이용성

인간과 버섯의 두 번째 관계는 약으로서 이용한다는 데 의의가 있다. 본초

학에서는 버섯을 약으로써 취급했기 때문에 한방에서는 버섯을 많이 이용하고 있다. 페니실린, 스트렙토마이신 등의 항생물질이 약품화가 되고부터 버섯의 특수성분을 약품화하려는 연구가 활발하게 진행되어 구름버섯으로부터 PSK가 정제되어 항암제로써 사용되고 있다.

표고버섯으로부터는 렌티난이 추출되어 각종의 임상실험이 진행되고 있다. 최근의 한약방에 나와 있는 버섯에는 복령(Poria cocos), 저령(Grifola umbellata), 영지버섯(Ganoderma lucidum), 상황버섯(Phellinus linteus) 등이 있으며 동충하초균(Cordyceps sp.)에 채집하여 자실체를 형성하는 방법 등이 개발되고 생리활성 물질에 대한 연구도 진행 중에 있다.

	Ab	Ap	Cs	Fv	Gf	Gl	He	Hm	Io	Le	Pc	Po	Pu	Tv
항균성	●		●		●	●				●			●	●
염증방지	●					●			●				●	
노화방지	●		●			●								●
항암			●	●	●	●	●	●	●	●	●		●	●
항바이러스성	●				●	●			●	●	●		●	●
혈압			●		●	●				●				
심장혈관		●	●			●	●							
콜레스테롤 제거	●	●	●			●				●		●		
혈당조절	●		●		●	●				●				
면역증강	●		●	●	●	●	●		●	●			●	●
신장 강장제			●			●				●				●
간장 강장제			●						●	●			●	●
신경 강장제			●			●	●					●		
정력증강			●							●				
폐/호흡기		●	●		●	●	●						●	
스트레스 감소			●		●	●				●	●			

Ab : 아가리쿠스(신령버섯)
Ap : 목이버섯
Cs : 동충하초
Fv : 팽이버섯
Gf : 잎새버섯
Gl : 영지버섯
He : 노루궁뎅이버섯
Hm : 느티만가닥버섯
Io : 시루뻔버섯의 한 종류
Le : 표고버섯
Pc : 복령
Po : 느타리버섯
Pu : 저령
Tv : 구름버섯

4. 버섯의 조미료로 이용성

표고버섯은 예로부터 조미료로써 사용되어 왔는데 맛을 내는 본체가 5-구아닐산나트륨이라는 사실이 밝혀져 현재는 이 제법이 특허로 되어 양산단계에 있다. 화학조미료로써 글루타민산, 이노신산과 함께 일반 가정에서 널리 사용되고 있다. 표고버섯의 독특한 향기의 주성분은 레티오닌이라는 사실도 밝혀졌다. 송이버섯의 향 역시 인공적으로 합성되고 있으며 송이버섯류에서도 강력한 조미료 성분이 검출되는 등 조미료로써 버섯을 이용하려는 연구가 활발히 진행되고 있다.

5. 식탁에서 즐기는 버섯의 효능

1) 느타리버섯
요통 치료, 손발 마비 증상 개선, 항종양 및 적혈구 용혈작용, 저혈압 및 알레르기반응 억제

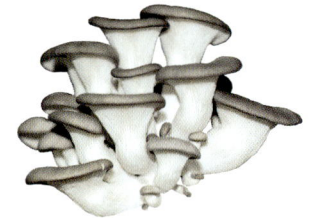

2) 새송이버섯
혈액 생성, 신경 안정, 피부미용, 신진대사 촉진

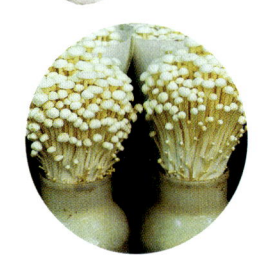

3) 팽이버섯
항바이러스, 콜레스테롤 저하작용, 피부미용 효과

4) 표고버섯
항암, 고혈압 강하, 간염 및 동맥경화 예방, 폐질환 및 위장질환 예방, 바이러스 면역증강, 항체 생성 촉진, 콜레스테롤 저하, 적혈구 증강

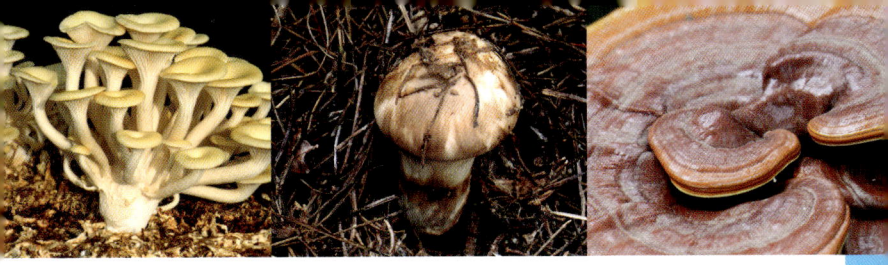

5) 양송이버섯
콜레스테롤 저하, 혈압 강하, 산부 유즙 부족, 신경쇠약

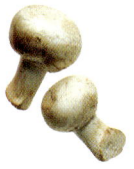

6) 자연산 송이버섯
편도염 · 탈하증 · 유선염 완화 및 개선

7) 목이버섯
피부미용에 효과, 치질 · 자궁출혈 개선

8) 동충하초
결핵 · 만성기침 · 천식 · 빈혈 · 활달 · 폐 기능장애 개선, 혈압 강하, 스태미나 강화, 허약체질 개선

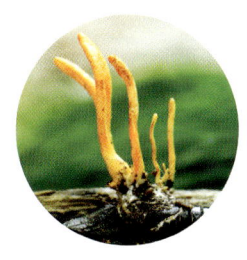

9) 상황버섯
면역증강, 소화기암(위암, 식도암, 십이지장암, 결장암, 직장암)과 간암 개선, 암 절제수술 후 화학요법 병용에 의한 면역기능 증강, 자궁출혈 및 대하 · 월경불순 개선, 장 출혈 개선, 오장 및 위장기능 활성화, 해독작용

10) 영지버섯
호흡곤란 · 불면증 · 어지럼증 · 자반명 · 혈관병 · 저혈압 · 신경쇠약증 개선

11) 황금버섯

항종양 억제율 80~90%, 뇌신경 안정, 숙취 해소

12) 뽕나무버섯

항종양, 항균, 항진균, 항바이러스, 항산화, 시력감퇴 억제, 야맹증 · 피부건조증 개선, 호흡기 및 소화기 감염증 억제, 점막 분비능력감퇴 억제, 불면증 · 신경쇠약 · 구루병 개선, 풍기 제거, 진정작용

13) 잎새버섯

항종양, 항균, 강장, 혈압 강하작용, 혈소판 응집억제, 이뇨, 진정, 항병이원성, 혈압 조절, 수신(여윈 몸을 튼튼히), 빈혈 · 폐결핵 개선

14) 만가닥버섯

면역세포 활성화, 질병 예방

15) 버들송이버섯

항종양, 이뇨, 설사 멈춤, 건비, 참습

16) 해송버섯

밀가루 향기, 술과 함께 식용 금지

17) 싸리버섯

고혈압 · 심장병 · 동맥경화 등의 성인병 예방, 미용 다이어트

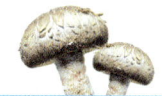
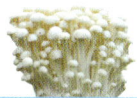

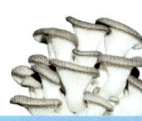

:: 신선한 버섯 고르기

1. 병느타리버섯
- 갓 표면에 윤기가 있고, 갓 두께가 두툼하고 색택이 짙은 것
- 대의 색택이 맑으며 탄력이 있는 것
- 다발성이므로 버섯 밑동이 서로 붙어 조직이 단단한 것
- 버섯에 갈변현상(갈색점, 미끈거림)이 없는 것
- 갓 주변에 포자(흰색가루)가 묻지 않은 것

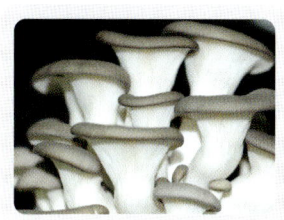

2. 새송이버섯
- 갓 모양이 고르고 두툼하며 갓 주름이 촘촘하여 형태가 고른 것
- 대의 색택이 맑으며 탄력이 있는 것
- 갓과 대에 포자(흰색가루)가 없는 것
- 버섯에 갈색점이나 미끈거림이 없는 것
- 버섯의 크기가 작을수록 조직감이 치밀하여 조리 후에도 치감이 쫄깃하다.

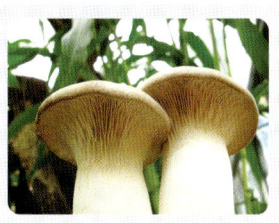

3. 팽이버섯

- 갓이 우산형으로 형태가 고른 것
- 갓의 수분이 적고 미끈거림이 없는 것
- 대의 형태가 짓눌리지 않고 버섯 밑동에 흰곰팡이가 없는 것
- 다발성이므로 버섯 밑동이 치밀한 것
- 반진공포장이나 진공이 안 된 것일수록 조리 세팅 시 모양이 좋고 쫄깃하다.

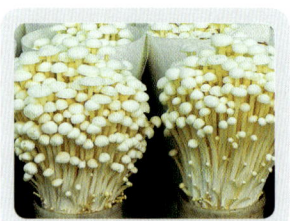

4. 표고버섯

- 크기가 균일하며 두께가 두툼한 것
- 갓이 약간 오므라든 것
- 탄력이 좋고 이물질이 없는 것
- 갓이 탄력이 있고 습기가 적은 것
- 주름살이 갈색으로 변하거나 표면이 쭈글쭈글한 것은 조리 후 흐물거린다.
- 밑동이 둥글거나 칼자국이 있으며 대의 길이가 유난히 긴 것은 톱밥 재배버섯의 특징이다.

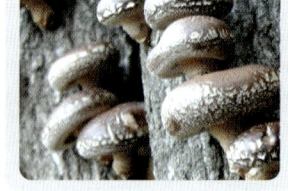

5. 양송이버섯

- 버섯갓과 대 사이의 피막이 떨어지지 않은 것
- 육질이 단단하고 탄력이 있으며 품종 고유색이 선명한 것
- 갓이 변색되거나 이물질이 없는 것

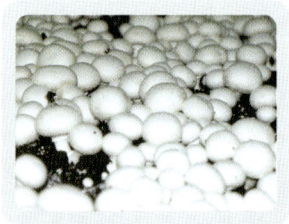

- 갓의 주름이 짙은 갈색으로 변하거나 갓이 얇은 것은 조리 후 흐물거린다.

6. 자연산 송이버섯
- 버섯갓과 대 사이의 피막이 떨어지지 않은 것
- 육질이 단단하고 탄력이 좋은 것
- 갓에 상처나 벌레의 충해가 없는 것
- 대의 길이가 5~9㎝ 이내로 두툼한 것
- 밑동이 단단하고 표피가 잘 붙어 있는 것

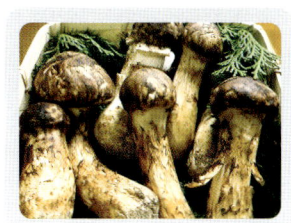

7. 말린 표고버섯
- 갓 표면이 거북이등 모양으로 갈라진 것은 동고나 화고품종으로 특등품이고 갓이 반구형으로 일부만 갈라졌으면 향신품종으로 상등품이다.
- 갓이 반구형으로 모양이 균일한 것
- 갓의 두께가 두꺼우며 크기가 균일한 것
- 갓 뒷면은 우윳빛 색택을 띠는 것

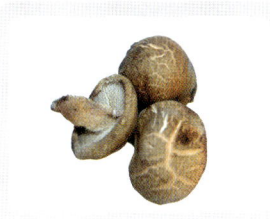

8. 말린 목이버섯
- 색택이 검고 맑은 것
- 밑동에 이물질이 없고 잡티가 없는 것

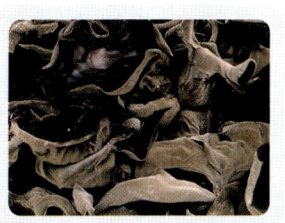

- 잘게 부서지지 않고 제 모양을 갖춘 것

9. 동충하초

- 버섯 고유색이 짙은 것
- 배지(버섯 밑동)의 균막이 밝고 얼룩이 없는 것
- 자실체 발이수가 양호하고 버섯이 부서지지 않은 것
- 밝은 색일수록 저장기간이 오래되었거나 보관상태가 불량한 것

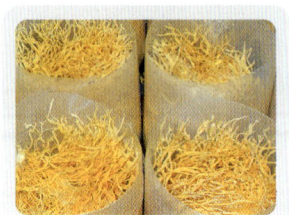

10. 상황버섯

- 갓 윗면에 모래 등 이물질이 없는 것
- 버섯이 두툼하고 육질이 단단한 것
- 버섯에 흰곰팡이, 충해 흔적이 없는 것
- 버섯 수분함량이 13% 이하인 것
- 버섯 색택이 짙은 갈색일수록 성장기간이 길고 밝은 노란색은 성장하고 있는 버섯을 수확한 것

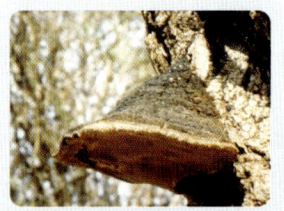

11. 영지버섯

- 표면에 묻어나는 포자가 많은 것
- 표면의 주름살이 많은 것
- 표면의 색이 연갈색이거나 황갈색인 것

- 버섯 크기가 균일한 것
- 버섯이 두툼하고 육질이 단단한 것
- 버섯 뒷면이 노란색인 것
- 수분함량이 15% 이하인 것

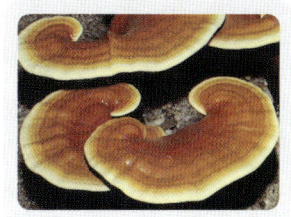

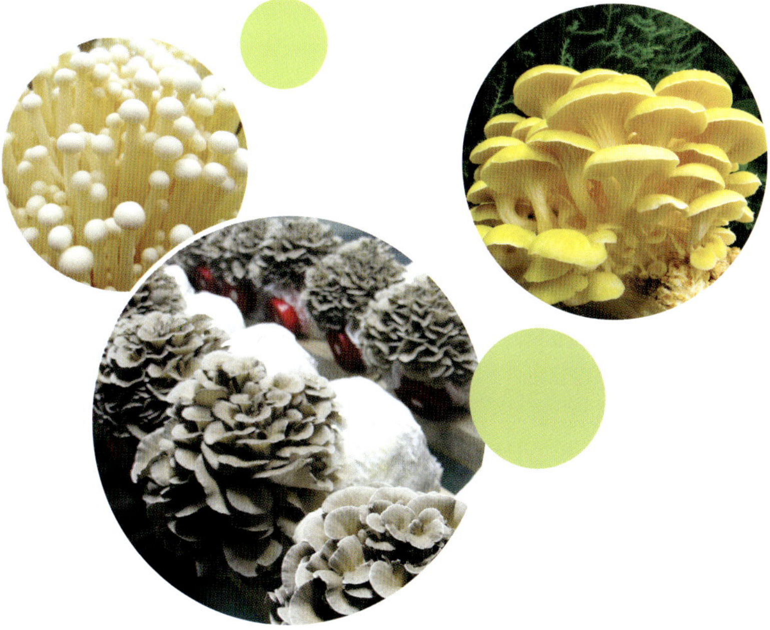

신이 만든 불로장생 식품 『표고』

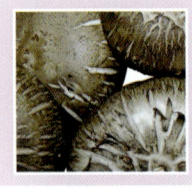

우리나라와 일본·중국·대만 등 아시아권에서 1,000년 이상 식용해온 표고버섯은 구미에서도 인기가 있으며, 불로장수식품이라고 할 정도로 영양학적 가치가 높다. 명대 말기 오서(吳瑞)라는 사람은 〈일용본초(日用本草)〉라는 책에 '표고버섯은 기를 돋우고, 배고프지 않게 하고, 바람을 치료하고, 피(혈전)를 부순다'고 했다. 중국의 유파(劉波)는 1974년 그의 저서 〈중국약용진균(中國葯用眞菌)〉에 '표고버섯은 기력을 높이며, 오풍(五風)을 개선하여 혈액을 굳어지지 않도록 하고, 체내의 여분의 수분을 방지하여 기력을 조절한다'고 했다. 여기에서 오풍(五風)은 풍사(風邪), 중풍(中風), 통풍(痛風), 풍전(風癲), 두통(頭痛)을 말한다. 〈동의보감〉에서는 표고버섯이 '입맛을 좋게 하고 구토와 설사를 멎게 한다'라고 했다.

표고는 서늘한 곳에서 1주일 정도 말렸다가 곱게 갈아 가루를 내면 훌륭한 천연조미료가 되는데, 말린 표고는 생표고보다 영양소 함량이 8~9배 높아진다. 특히 표고에는 비타민인 에르고스테롤(ergosterol)이 많이 들어 있어 자외선을 쪼이면 비타민 D가 많아진다. 또한 말린 표고는 보관도 쉽고 구아닐산이 우러나 맛과 향을 더해준다.

표고는 영양가에 비해 칼로리가 낮아 다이어트에 좋고, 섬유소가 많이 들어 있어 변비를 예방하는 데 탁월하다. 또한 비타민 B가 많아 피를 맑게 하여 혈액생성을 돕고 칼슘, 구리, 철, 인 등이 들어 있어 성인병 예방에 도움이 된다. 하루 적정 섭취량은 30g 정도로, 생표고는 잘 씻은 뒤 60~70℃의 뜨거운 물에 살짝 데쳐낸 뒤 잘라서 초장에 찍어 먹는 게 일품이다.

표고를 이용한 버섯요리

Part 02

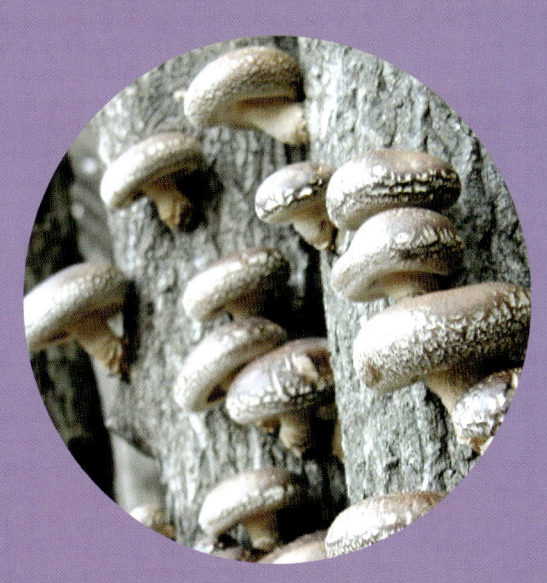

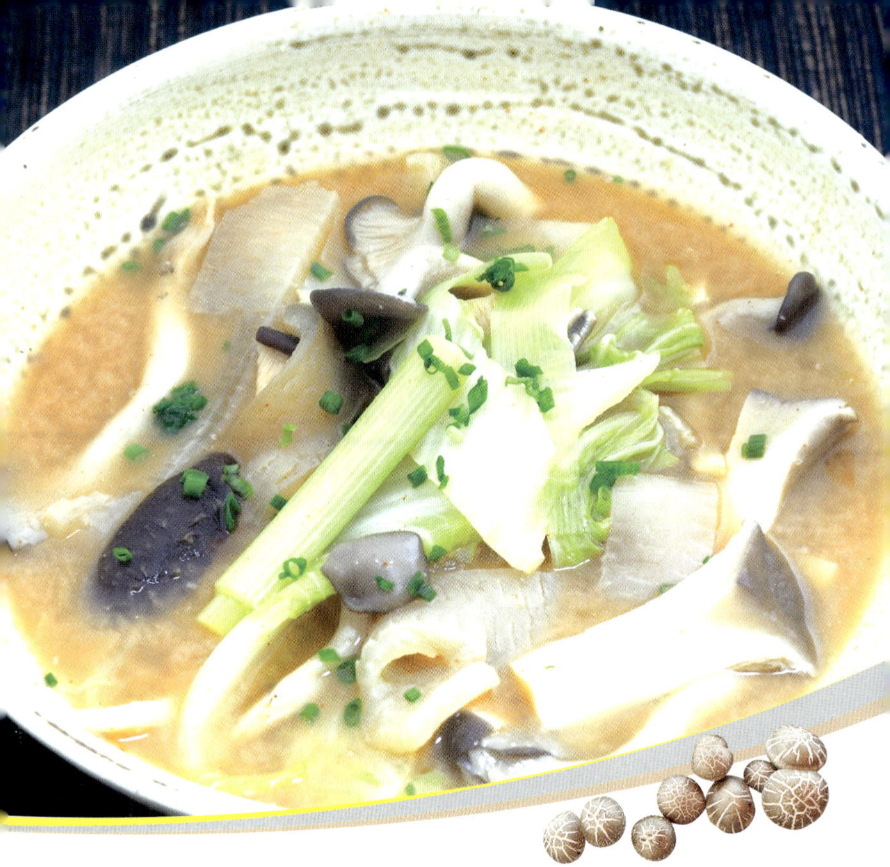

버섯우거지청국장

 주재료(4인 기준)

표고버섯 40g, 느타리버섯 100g, 새송이버섯 60g, 배추우거지 300g, 돼지 껍질 300g, 대파 40g

- 다시마육수 : 물 1ℓ, 다시마 10g • 멸치육수 : 다시마육수 1ℓ, 멸치 10g
- 청국장육수 : 멸치육수 1ℓ, 청국장 100g, 된장 20g, 생강 2g, 마늘 15g

만드는 순서

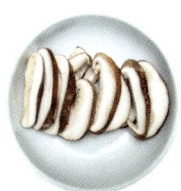

01 모든 버섯은 깨끗이 다듬어 씻은 후 표고버섯은 3~4등분으로 썰고, 느타리버섯은 찢지 않고 그대로 두고, 새송이버섯은 길게 십자(+)로 4등분 한다.

02 돼지껍질은 잔털이 없도록 깨끗이 손질한 후 물 1.5ℓ, 된장 15g, 대파 1뿌리를 넣고 1시간 정도 뭉근히 삶아 건지지 않고 그대로 식게 두었다가 건져서 사용하고 국물은 버린다.

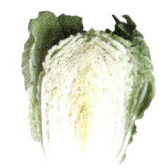

03 배추우거지는 길이로 반을 잘라 소금을 넣은 팔팔 끓는 물에 삶은 다음 냉수에 담가 식힌 후 물기를 짜 놓는다.

04 대파는 깨끗이 씻어 5㎝ 길이로 잘라 놓는다.

05 바닥이 두터운 냄비나 뚝배기에 청국장육수를 끓이면서 돼지껍질을 2×6㎝ 정도의 크기로 잘라 넣고, 버섯과 우거지, 대파를 모두 넣어 중불에서 40분 정도 푹 무르도록 끓인다. 필요하다면 끓이는 과정에서 고춧가루를 넣을 수 있다.

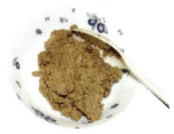

맛 & 멋내기

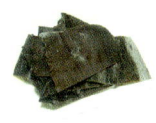

- 다시마육수 : 다시마의 흰 염분을 흐르는 물에 재빠르게 씻어 내고 분량의 찬물에 3시간 정도 미리 담가 두었다가 중불에 올려 끓으려고 하면 곧바로 다시마를 건져 낸다.
- 멸치육수 : 국물용 멸치를 내장을 떼어 내고 마른 프라이팬에 말리듯이 볶아 비린내를 제거한 후 분량의 다시마육수에 넣고 30분 정도 비등점에서 맛을 우려 멸치육수를 만든다.
- 청국장육수 : 청국장과 된장을 분량의 멸치육수에 풀어 넣고 생강과 마늘을 곱게 다져 넣은 다음 중불에서 거품을 걷어 내며 충분히 끓여 장국 원액을 만들어 놓는다.

농가식 버섯야채죽

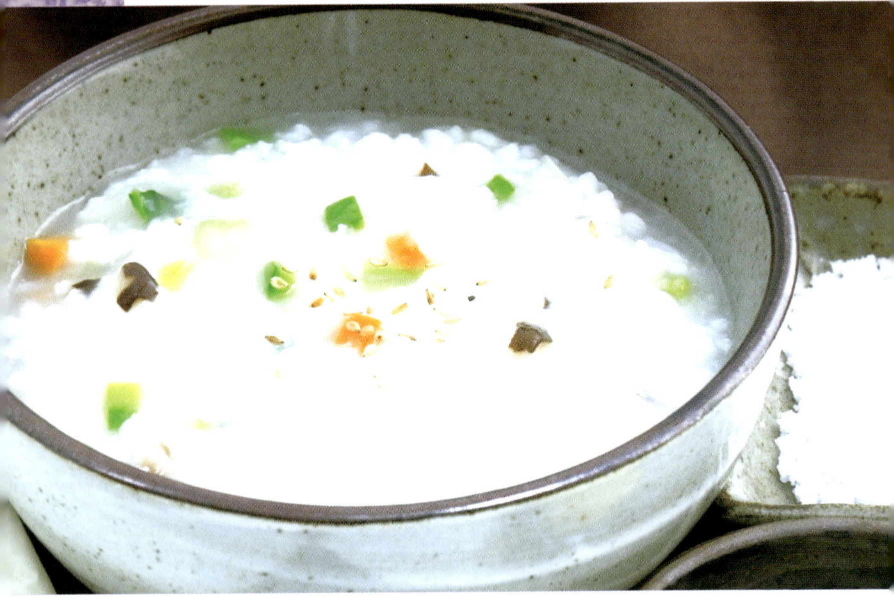

주재료(2인 기준): 불린 쌀 100g, 표고버섯 30g, 당근 20g, 양파 20g, 시금치 20g, 애호박 20g, 참기름 15㎖, 소금, 흰후춧가루 약간
다시마육수: 물 5컵(1ℓ), 마른 다시마 10g

만드는 순서

01 쌀은 냉수에 씻어 냉장고에 넣고 30분 정도 불려 놓고, 당근과 양파, 표고버섯, 호박은 깨끗이 손질하여 5×5㎜ 크기의 주사위 모양으로 썰어 놓는다.

02 시금치는 다듬어 씻은 다음 소금을 약간 넣은 끓는 물에 살짝 데쳐서 찬물에 헹구어 물기를 꼭 짠 후 2~3㎝ 길이로 썰어 놓는다.

03 다시마 10g을 1ℓ의 찬물에 3시간 정도 미리 담가 두었다가 중불에 올려 끓으려고 하면 바로 다시마를 건져 낸다. 두터운 냄비에 참기름을 두르고 불린 쌀을 넣고 볶다가 다시마 육수를 붓고 죽을 쑨다.

04 죽이 70% 정도 되면 중불로 줄이고, 당근, 양파, 표고버섯을 넣어 잠시 더 끓여 80% 정도 되었을 때 호박과 시금치를 넣고 쌀이 완전히 퍼지면 후추를 약간 넣고 완성한다. 죽을 먹기 직전에 소금으로 간하고, 식성에 따라 달걀노른자를 풀어 넣어도 무방하다.

돼지고기 버섯볶음

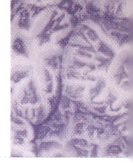

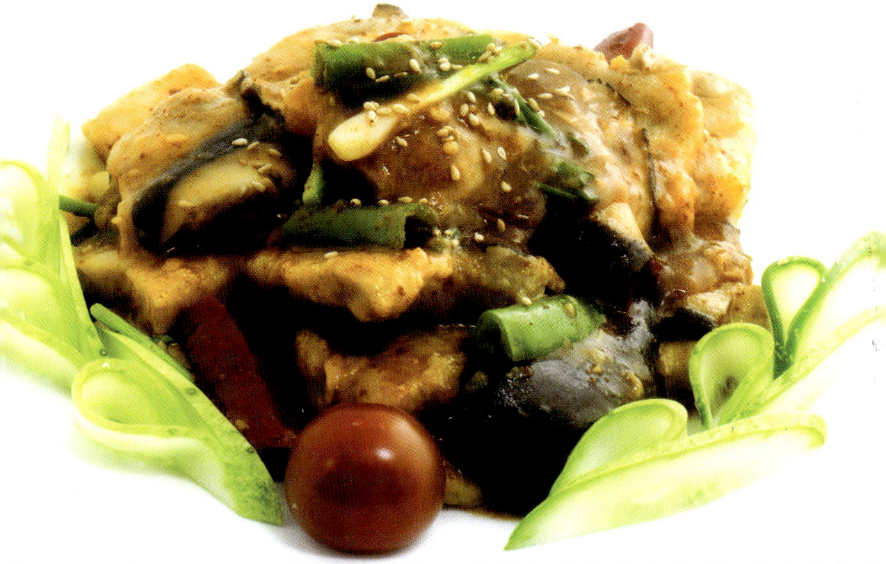

주재료(4인 기준) : 돼지고기(삼겹살) 600g, 표고버섯 100g, 파 10g, 마늘 5g, 홍고추 10g, 풋고추 10g, 달걀 1개, 녹말가루 30g, 식용유 10㎖, 육수 100㎖, 소금 3g, 간장 10㎖, 고춧가루 3g, 후추 0.5g, 다진 파슬리, 참깨 약간

만드는 순서

01 돼지삼겹살을 4㎜ 두께로 썰어 4㎝ 길이로 잘라 소금, 후추로 밑간을 해 놓는다.
02 표고버섯은 기둥을 떼고 끓는 물에 데쳐 식힌 후 얇게 포를 뜬다.
03 파와 고추는 반을 갈라 씨를 제거하고 1.5㎝ 길이로 자르고, 마늘은 얇게 저며 놓는다.
04 돼지고기에 녹말가루와 달걀을 풀어 넣고 버무린 다음 팔팔 끓는 물에 데쳐 건져 놓는다.
05 프라이팬에 식용유를 두르고 파, 마늘, 고추, 표고버섯을 넣고 볶다가 육수를 붓고 끓이면서 고춧가루, 간장, 소금, 후추로 간하고 물 녹말을 풀어 농도를 맞춘 후 돼지고기를 넣고 졸이듯이 볶아서 접시에 담고 다진 파슬리와 볶은 참깨를 고명으로 뿌려 낸다.

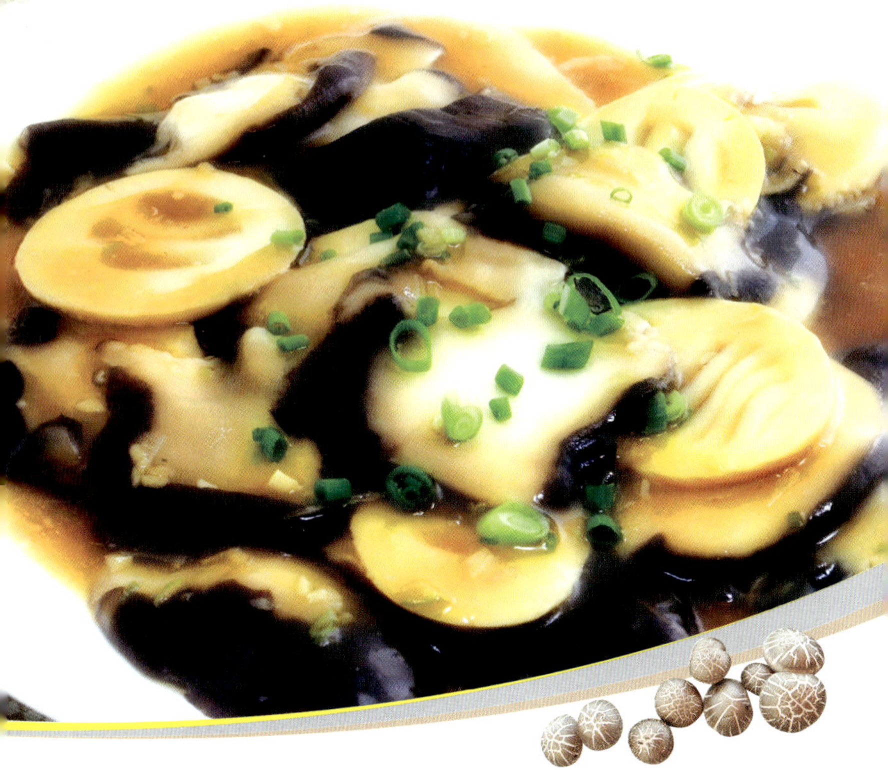

표고버섯 죽순볶음

 주재료(2인 기준)

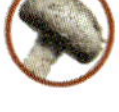

죽순 150g, 표고버섯 150g, 대파 10g, 마늘 10g, 생강 2g, 식용유 25㎖, 정종 15㎖, 진간장 20㎖, 설탕 4g, 육수 160㎖, 물 녹말 15㎖, 참기름 3㎖

만드는 순서

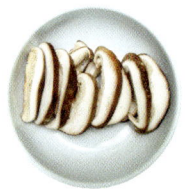 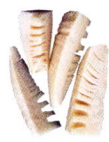 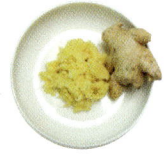 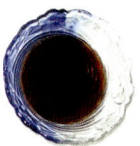

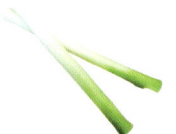

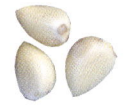

01 죽순은 편으로 썰어 찬물에 담가 백태를 씻어 건져 놓고, 표고버섯은 기둥을 떼어 내고 끓는 물에 살짝 데쳐 편으로 썰어 놓는다.
02 대파는 반을 갈라 1㎝ 정도의 크기로 썰고, 마늘과 생강은 다진다.
03 팬에 식용유를 두르고 파, 마늘, 생강을 넣고 볶다가 향이 우러나면 표고버섯과 죽순을 넣고 충분히 볶는다.
04 청주, 간장, 설탕으로 간을 맞춰 잠시 더 볶은 후 육수를 붓고 끓이면서 물 녹말을 풀어 농도를 맞추고 참기름을 넣어 완성한다.

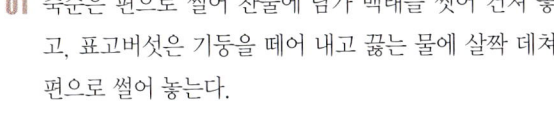 죽순 고르기와 영양성분

대나무의 어린 새순인 죽순은 다양한 영양 성분이 많이 들어 있어서 요리에 많이 활용되며, 특히 봄철이 제철이어서 어린순은 봄철 요리로 각광받고 있다. 죽순의 주성분은 당질과 단백질, 섬유소질 등인데 이들이 변통을 좋게 하여 비만을 예방하며 죽순에 함유된 칼륨은 염분 배출을 도와서 혈압 강하, 고혈압 예방에 효과적이고 열량이 낮아 다이어트에도 좋다. 껍질이 벗겨진 것은 변색되기 쉽고 오래된 것이므로 껍질이 붙어 있는 것을 고르며 오래되어서 갈색을 띠는 것은 피하고 가급적 녹색을 띠는 것으로 고른다.

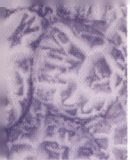

버섯주먹영양밥

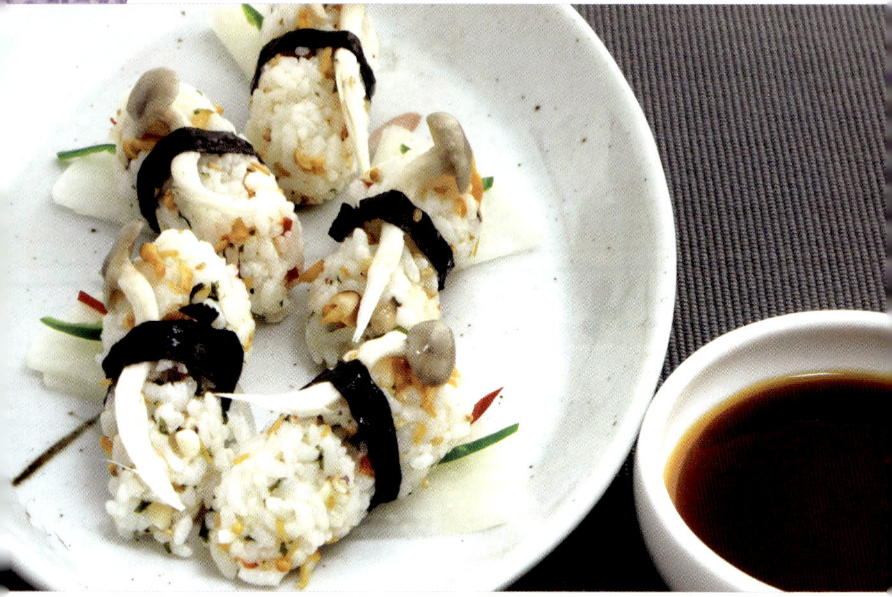

주재료(2인 기준) : 밥 500g, 황금버섯 50g, 팽이버섯 30g, 느타리버섯 100g, 김 2장, 참기름 30㎖, 식용유 15㎖, 깨소금 3g, 무 30g, 청고추 1/2개, 홍고추 1/2개
초간장 양념 : 간장 15㎖, 설탕 12g, 식초 15㎖, 육수 15㎖, 소금, 후추 약간

만드는 순서

01 느타리버섯은 끓는 물에 데쳐 찬물에 식힌 후 길이대로 찢어 물기를 빼고, 황금버섯과 팽이버섯은 밑동을 다듬고 깨끗이 씻어 잘게 썬다. 황금버섯 대신 표고버섯을 쓸 경우에는 깨끗이 씻은 후에 잘게 썬다.

02 무를 얇게 썰어 소금에 절였다가 냉수에 씻어 물기를 제거하고 청, 홍고추는 반을 갈라 씨를 빼고 길게 채 썬다. 김은 10×2㎝ 정도로 잘라 놓는다.

03 팬에 식용유를 둘러 열을 가한 다음 느타리버섯을 넣고 소금, 후추로 간하여 볶아 놓고, 같은 팬에 참기름을 두르고 팽이버섯과 황금버섯을 볶다가 밥을 넣고 볶으면서 깨소금과 소금으로 간한다. 볶은 밥을 한입 크기의 주먹밥으로 만든 다음 볶아 놓은 느타리버섯을 얹고 김 띠로 돌려서 말아준다.

04 접시에 절인 무를 깔고 채 썬 청, 홍고추를 장식한 다음 그 위에 주먹밥을 하나씩 얹고 초간장을 따로 담아 곁들인다.

오징어완자 버섯볶음

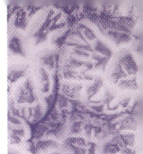

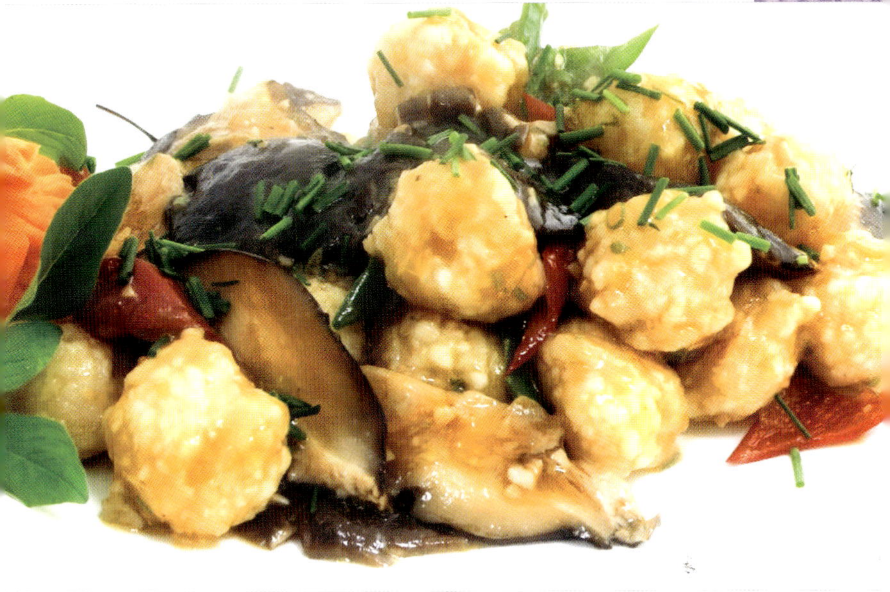

주재료(4인 기준): 오징어 500g, 표고버섯 100g, 돼지비계 50g, 달걀흰자 1개, 화이트와인 15㎖, 소금 3g, 간장 5㎖, 식용유 15㎖, 파 20g, 마늘 10g, 홍고추 20g, 풋고추 20g, 흰후춧가루 0.3g, 녹말가루 30g, 육수 100㎖

만드는 순서

01. 오징어는 내장과 껍질을 제거하고 깨끗이 씻어 물기를 닦아 낸 후 몸통은 곱게 다져 놓고, 다리는 따로 떼어 잘게 썰어 놓는다. 돼지비계도 으깨듯이 곱게 다져 놓는다.

02. 표고버섯은 기둥을 떼고 끓는 물에 데쳐 얇게 포를 뜨고, 마늘은 얇게 저며 놓는다. 고추는 반을 갈라 씨를 제거한 후 2㎝ 정도로 자르고, 파도 같은 크기로 잘라 놓는다.

03. 다져 놓은 오징어 몸통과 돼지비계를 혼합하고 달걀흰자와 화이트와인, 소금, 후추를 넣어 반죽한 후 녹말가루와 썰어 놓은 오징어다리를 넣고 섞어 메추리알 크기의 완자를 만든다.

04. 프라이팬에 기름을 두르고 파, 마늘, 고추, 표고버섯을 넣고 볶다가 간장과 육수를 붓고 끓이면서 오징어완자를 넣고 잠시 더 끓인 후 물 녹말을 풀어 농도를 맞추고 소금, 후추를 넣고 재빠르게 졸이듯 끓여 접시에 담는다.

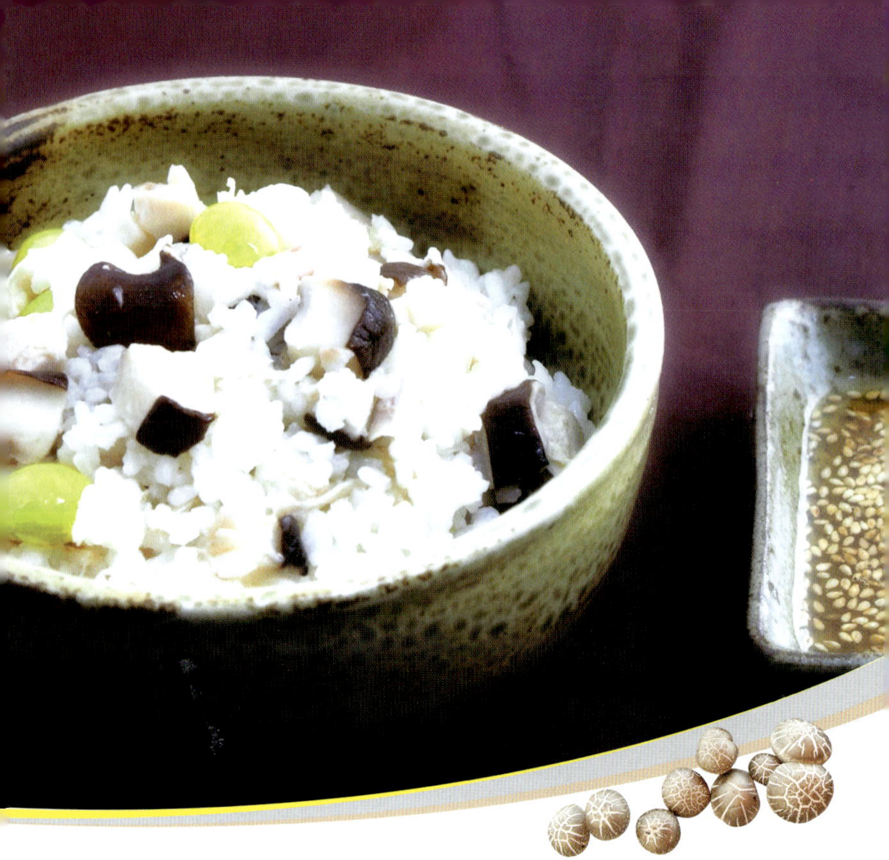

표고버섯 닭고기영양밥

 주재료(4~5인 기준)

쌀 640g, 표고버섯 200g, 닭(600g) 1마리, 은행 50g, 간장 40㎖,
다진 파 30g, 다진 마늘 10g, 참기름 15㎖, 참깨 3g, 소금 5g

만드는 순서

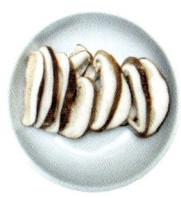

01 쌀을 깨끗이 씻어 30분 정도 불려 놓는다.
02 닭을 깨끗이 손질하여 2ℓ의 물을 붓고 삶은 후 살은 발라서 사방 1cm 크기로 썰어 놓고, 육수는 고운 체에 걸러 놓는다.
03 간장에 다진 파와 마늘, 참기름, 참깨를 섞어 기름간장을 만들어 놓는다.
04 표고버섯은 기둥을 떼어 내고 엷은 소금물에 30분 정도 담가 두었다가 흐르는 물에 깨끗이 씻어 사방 1cm 크기로 썬 다음 기름간장을 조금 넣어 재워 놓는다.
05 은행은 프라이팬에 볶아 껍질을 벗겨 놓는다.
06 불려 놓은 쌀을 솥에 안치고 같은 양의 닭고기 육수를 붓고 밥을 짓다가 자작하게 물이 잦아들 때 썰어 놓은 닭고기와 표고버섯, 은행을 얹어서 뜸을 들인다.
07 밥이 다 되면 닭고기와 버섯을 고루 섞어서 그릇에 담고 기름간장을 따로 곁들여 낸다.

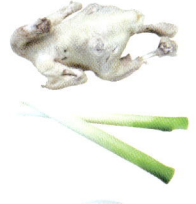

 ## 닭고기 구입과 보관법

닭고기는 지방이 근육 속에 섞여 있지 않기 때문에 맛이 담백하고 소화흡수가 잘되므로 보양식으로 많이 이용되고 있다. 서양에서는 닭고기를 치킨이라고 하는데 이것은 알을 낳기 전의 병아리를 뜻한다. 본래 생후 6개월이면 알을 낳기 시작하기 때문에 식용으로는 그 이전의 것이 이용되고 있다. 어린 닭은 지방이 많고 특히 껍질이 연할 뿐만 아니라 맛도 좋다. 닭고기는 다른 고기에 비해 고기 결이 부드럽기 때문에 얼려서 보관하면 맛이 떨어지므로 냉장 보관하도록 하며 구입 후 2~3일 안에 조리하는 것이 좋다.

버섯오색냉채

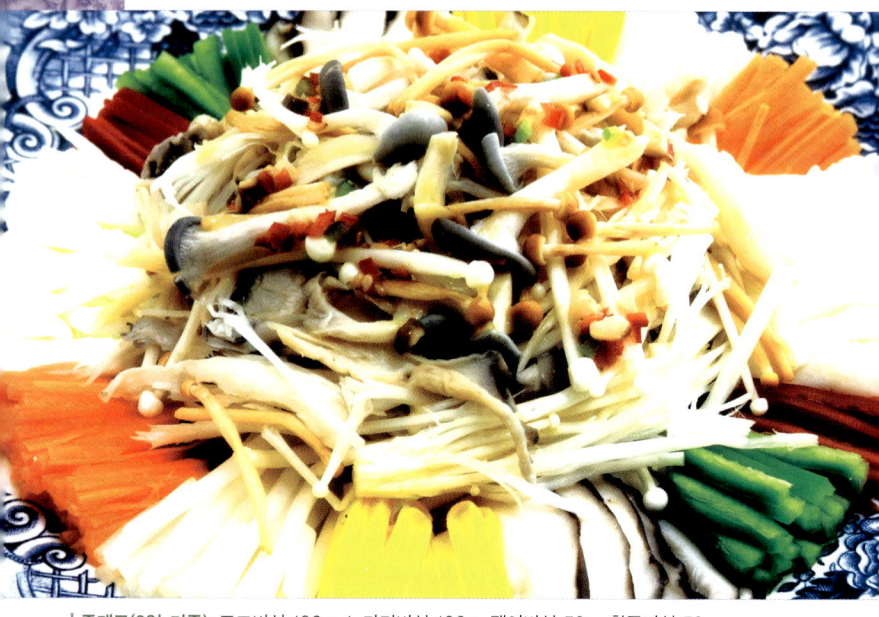

주재료(2인 기준): 표고버섯 100g, 느타리버섯 100g, 팽이버섯 50g, 황금버섯 50g, 당근 60g, 콩나물 50g, 배 1/2개, 피망 1개, 다홍고추 2개, 달걀 3개
겨자소스: 연겨자 80g, 설탕 30g, 배즙 50g, 연유 20g, 식초 40㎖, 소금 3g

만드는 순서

01 표고버섯과 느타리버섯은 끓는 물에 데친 후에 표고버섯은 채 썰고 느타리버섯은 길이대로 찢어 놓는다. 팽이버섯과 황금버섯은 밑동을 잘라 깨끗하게 씻은 다음 물기를 뺀다.

02 콩나물은 거두절미하여 소금을 넣을 끓는 물에 데쳐 차게 식혀 두고 당근, 배, 피망, 다홍고추는 5㎝ 길이로 채 썬다. 다홍고추와 피망 일부는 팥알 크기로 썰어 고명용으로 따로 둔다.

03 달걀은 황백으로 나누어 각각 지단을 부쳐 5㎝ 길이로 채 썰어 놓는다.

04 느타리버섯과 팽이버섯, 황금버섯을 함께 섞어 놓는다.

05 큼직한 접시에 당근, 배, 표고버섯, 콩나물, 황백지단, 피망, 홍고추를 보기 좋게 색을 맞추어 가며 가지런히 돌려 담고 가운데 섞어 놓은 버섯을 소복이 담은 다음 팥알 크기로 썰어 놓은 피망과 홍고추를 고명으로 뿌리고 겨자소스를 곁들이거나 따로 담아 제공한다.

버섯해장국

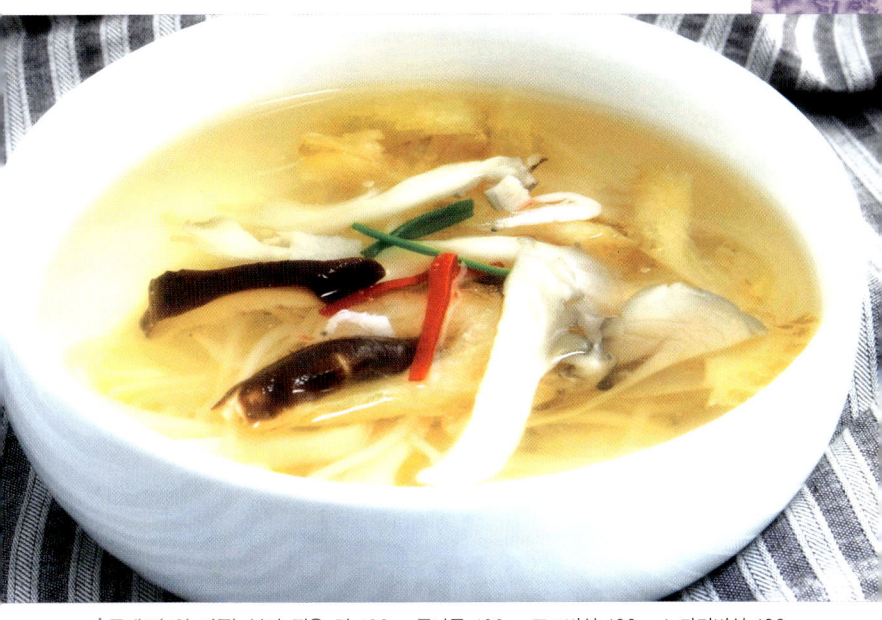

주재료(4인 기준): 북어 찢은 것 100g, 콩나물 100g, 표고버섯 100g, 느타리버섯 100g, 새우젓 50g, 풋고추 1개, 홍고추 1개, 쪽파 2뿌리, 마늘 10g, 참기름 30㎖, 소금 약간
멸치육수: 멸치 20g, 다시마(10×10㎝) 2장, 물 1ℓ

만드는 순서

01 북어는 가시를 발라내며 먹기 좋은 크기로 찢은 다음 물에 적셨다가 꼭 짜서 참기름과 다진 마늘을 넣고 혼합한다.

02 콩나물은 뿌리를 떼고, 표고버섯은 꼭지를 1㎝ 폭으로 채 썰고, 느타리버섯은 끓는 물에 데쳐 길이대로 찢어 놓는다. 멸치는 내장을 제거하고 마른 팬에 볶아 비린내를 제거한다. 풋고추와 홍고추는 어슷썰기 한 후 찬물에 씻어 씨를 털어 내고, 쪽파는 5㎝ 길이로 잘라 놓는다.

03 냄비에 참기름을 둘러 열을 가한 후 북어를 먼저 넣고 볶다가 느타리버섯을 넣고 충분히 볶은 다음 멸치육수를 붓고 한소끔 끓인 후 콩나물과 표고버섯을 넣고 뚜껑을 덮어 끓인다.

04 깊은 맛이 우러나면 청, 홍고추와 다진 마늘을 넣고, 새우젓으로 간을 맞춘 후 마지막으로 쪽파를 넣고 개개인의 그릇에 담는다.

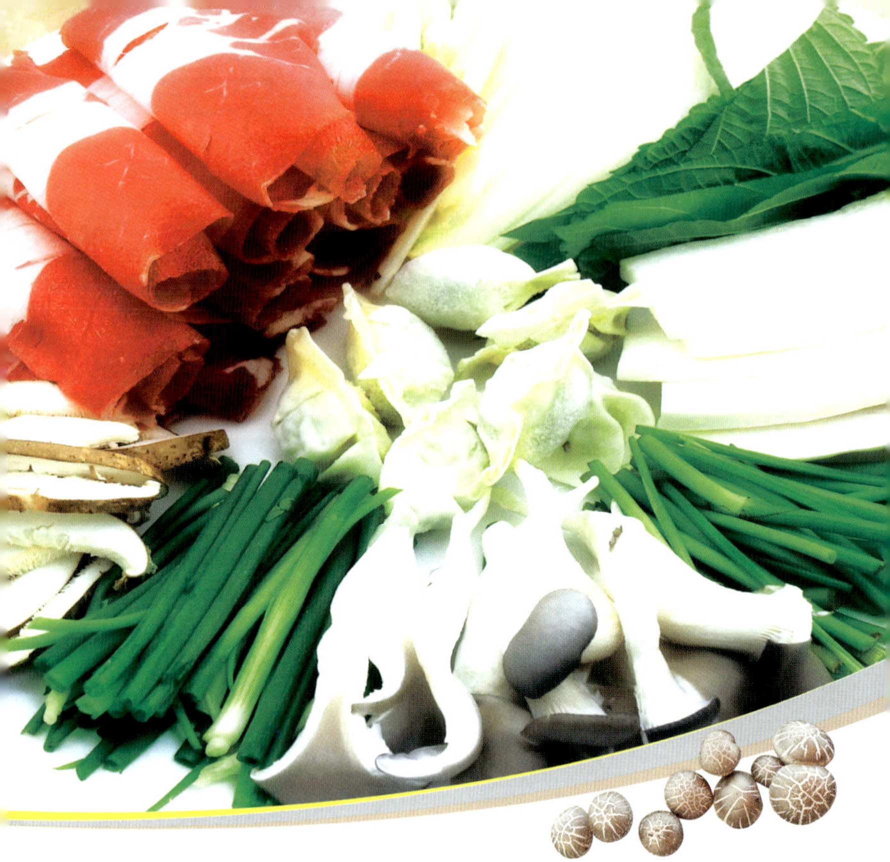

버섯전골

 주재료(4인 기준)

전골육수 1ℓ, 느타리버섯 80g, 새송이버섯 60g, 표고버섯 60g, 팽이버섯 200g, 쑥갓 100g, 깻잎 50g, 쪽파 40g, 대파 40g, 양파 50g, 쇠고기(목심) 400g, 우동면 400g, 물만두 12개(100g)

- 다시마육수 : 물 1ℓ, 다시마 10g • 멸치육수 : 다시마육수 1ℓ, 멸치 10g
- 전골육수 : 멸치육수 1ℓ, 청주 15㎖, 국간장 30㎖, 까나리액젓 15㎖, 소금 4g, 마늘 15g, 레몬 1/16쪽
- 전골소스 : 진간장 80㎖, 다시마육수 60㎖, 청주 50㎖, 조미술 50㎖, 달걀노른자 1개

만드는 순서

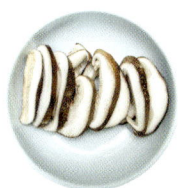

01 쇠고기목심은 1~1.5㎜ 두께로 얇게 썬다.
02 모든 버섯은 깨끗이 손질하고 씻어 물기를 말린 후 표고버섯과 새송이버섯, 양송이버섯은 얇게 썰고, 느타리버섯은 가늘게 찢고, 팽이버섯은 밑동을 잘라 놓는다.
03 대파는 흰 줄기 부분만 반을 갈라 5㎝ 길이로 잘라 놓고, 양파는 반을 잘라 결 반대로 도톰하게 슬라이스하고, 깻잎은 1㎝ 간격으로 썰고, 쪽파와 쑥갓은 5㎝ 길이로 자른다. 우동은 미리 삶아 놓는다(삶은 냉동 면을 쓸 경우 제외).
04 쇠고기와 버섯, 야채를 커다란 접시에 보기 좋게 가지런히 담고 우동과 만두는 같은 접시에 곁들이거나 따로 담아서 제공한다.
05 가능한 즉석에서 가열기구를 이용해 전골육수를 냄비에 담고 끓이면서 준비한 버섯과 야채, 쇠고기를 골고루 넣고 익는 대로 건져 먹은 뒤 만두와 면 사리를 넣고 끓여 먹는다. 전골 소스는 개개인의 작은 접시에 따로 담아 낸다.

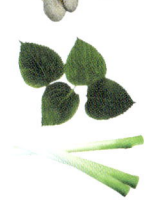

TIP 맛 & 멋내기

- 다시마육수 : 다시마의 흰 염분을 흐르는 물에 재빠르게 씻어 내고 분량의 찬물에 3시간 정도 미리 담가 두었다가 중불에 올려 끓으려고 하면 곧바로 다시마를 건져 낸다.
- 멸치육수 : 국물용 멸치를 내장과 머리를 떼어 내고 분량의 다시마육수에 넣어 30분 정도 비등점에서 맛을 우려 멸치육수를 만든다.
- 전골육수 : 분량의 재료를 멸치육수에 넣고 작은 레몬 1쪽과 마늘은 곱게 다져 넣은 후 중불에서 은근하게 충분히 끓여 전골육수를 만들어 식혀 놓는다.
- 전골소스 : 분량의 재료를 모두 혼합하여 잘 섞는다.

표고버섯 볶음면

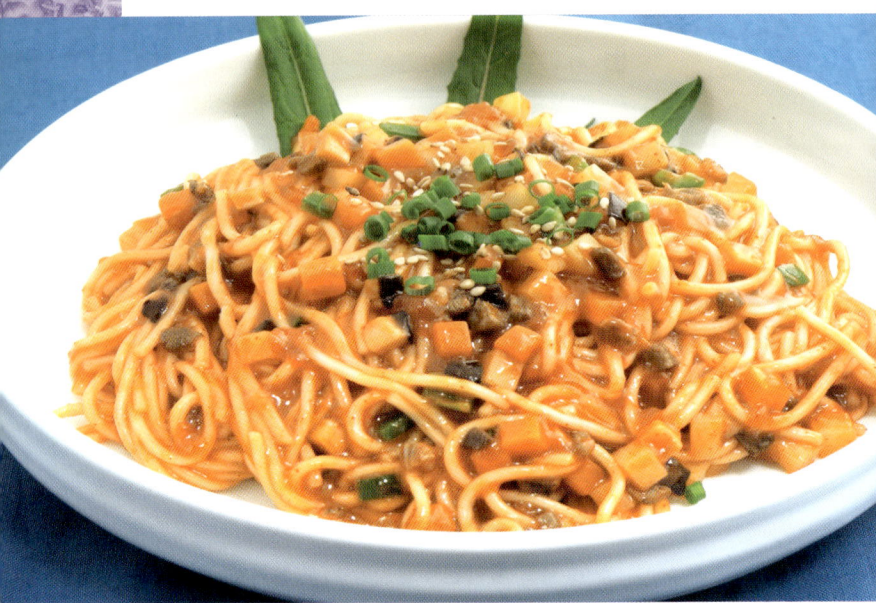

주재료(1인 기준) : 굵은 소면 80g(삶은 상태 400g), 표고버섯 100g, 쇠고기 30g, 감자 30g, 당근 15g, 풋고추 20g, 파 20g, 마늘 5g, 고추장 10g, 간장 10g, 후추 0.2g, 설탕 1g, 육수 200㎖, 밀가루 10g, 버터 10g, 식용유 30㎖, 실파 2g, 깨소금 2g

소스 만들기 : 볶음팬에 식용유를 넣고 달군 후 쇠고기를 넣고 볶다가 당근, 감자, 버섯, 풋고추, 파, 마늘, 고추장을 순서대로 넣으며 충분히 볶은 다음 육수를 붓고 끓이면서 별도의 프라이팬에 같은 양의 버터와 밀가루를 넣고 약한 불에서 서서히 짙은 갈색이 나도록 볶아 걸쭉한 농도가 나도록 하고 간장, 후추, 설탕으로 맛을 낸다.

만드는 순서

01 표고버섯은 기둥을 떼어 내고, 깨끗하게 씻어 물기를 뺀 다음 굵직하게 썰어 놓는다.
02 감자와 당근은 껍질을 제거하고 사방 5㎜ 크기로 썬다.
03 풋고추는 4등분으로 잘라 꼭지와 씨를 제거하여 5㎜로 자르고 파도 같은 방법으로 썬다.
04 쇠고기는 팥알 크기로 잘게 다지고, 마늘은 곱게 다져 놓는다.
05 삶은 국수를 식용유를 두른 프라이팬에 볶거나 팔팔 끓는 물에 데워 그릇에 담고 소스를 끼얹는다. 잘게 썬 파를 고명으로 뿌려 낸다.

버섯양배추쌈

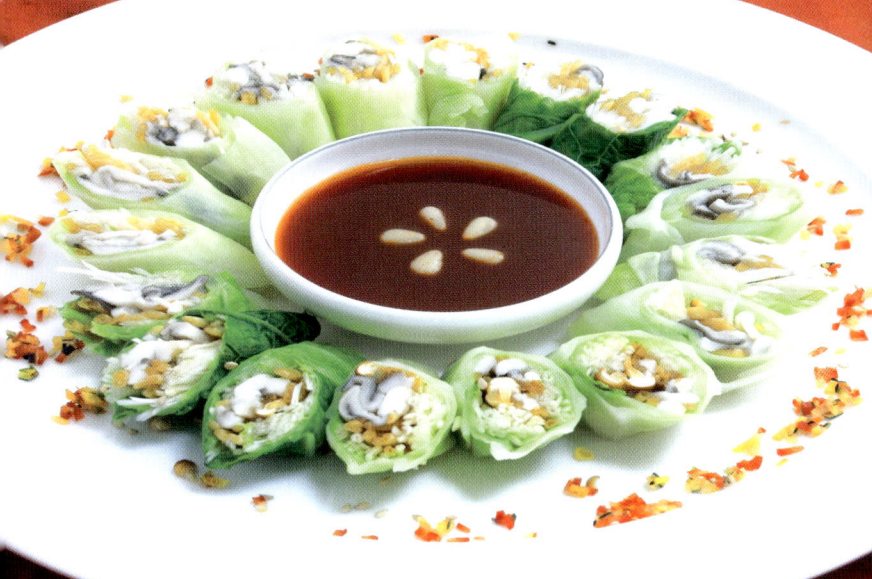

주재료(2인 기준) : 양배추 잎 10장, 배추 잎 10장, 팽이버섯 50g, 표고버섯 50g, 애느타리버섯 50g, 황금버섯 50g
초고추장 : 고추장 15g, 설탕 10g, 육수 15㎖, 식초 15㎖, 실백 5개, 소금 약간
고명 : 표고버섯 1개, 홍고추 1개, 청고추 1개, 검은깨 1작은술

만드는 순서

01 양배추와 배추 잎은 연한 부분으로 소금을 넣은 끓는 물에 데쳐 찬물에 헹구어 식힌 후 물기를 뺀다. 배추 잎은 푸른색이면 색이 곱다.
02 애느타리버섯은 가닥을 떼어 데치고 표고버섯은 데쳐서 채 썬다. 팽이버섯과 황금버섯은 밑동을 잘라 내고 깨끗이 씻어 물기를 뺀다.
03 고명으로 사용할 표고버섯과 홍고추, 청고추는 쌀알 크기로 썬 다음 검은깨와 함께 섞는다.
04 초고추장 분량의 재료를 모두 섞어 초고추장을 만든다.
05 물기를 제거한 양배추를 김발에 넓게 편 다음 4가지 버섯을 골고루 길게 놓고 김밥 말듯이 동그랗게 말아 놓고, 배추 잎도 같은 방법으로 말아 놓는다.
06 준비된 양배추와 배추 말이를 어슷하게 4㎝ 길이로 잘라 접시에 보기 좋게 돌려 담고 가장자리에 준비된 고명을 뿌리고 초고추장을 곁들인다.

비타민 B가 많은 『새송이』

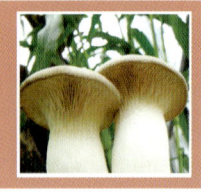

새송이는 소비자가 만족하고 감동할 만한 필요충분조건을 갖추고 있다. 새송이(P. eryngii)는 상품명이고 버섯명은 큰느타리버섯이다.

원산지는 남유럽 일대로 유럽에서는 초원의 버섯, 왕느타리버섯으로 불린다. 육질이 단단하고 맛이 송이와 유사하여 경남에서 처음 '새송이'라고 이름을 지었다.

버섯의 발생 초기 형태는 눈사람처럼 대부분이 타원형으로 통통하며 갓 부분이 작게 형성된다. 대의 길이는 3~12㎝로 긴데 씹는 느낌이 좋다. 갓 색택은 연회색 또는 황토 크림색을 띠며 완전히 자라면 갓 표면이 나팔처럼 퍼지고 포자가 많이 흩날린다.

이 버섯을 뜨거운 물에 데치거나 떡국처럼 썰어서 요리하면 새송이 육질의 치감을 제대로 느낄 수 있다. 끓는 물에 살짝 데쳐서 참기름장에 찍어 먹으면 특유의 고소함과 쫄깃함을 한껏 맛볼 수 있다.

양념장에 재워두면 양념을 흠뻑 흡수하므로 간장과 참기름으로 만든 유장을 붓으로 발라 간이 살짝 배어들도록 한다. 버섯 탕수육·잡채·무침·튀김·피클·장조림·칠리소스볶음 등 새송이로 할 수 있는 요리는 무궁무진하다.

새송이는 비타민 C가 느타리버섯의 7배, 팽이버섯의 10배로 매우 높으며 여성에게 특히 필요한 비타민으로 꼽히는 비타민 B가 다른 버섯에 비해 월등히 많다. 또한 수분 함량이 비교적 낮아 저장력이 좋으며 무기질 함량도 다른 버섯에 비해 매우 높다.

새송이를 이용한 버섯요리

Part 03

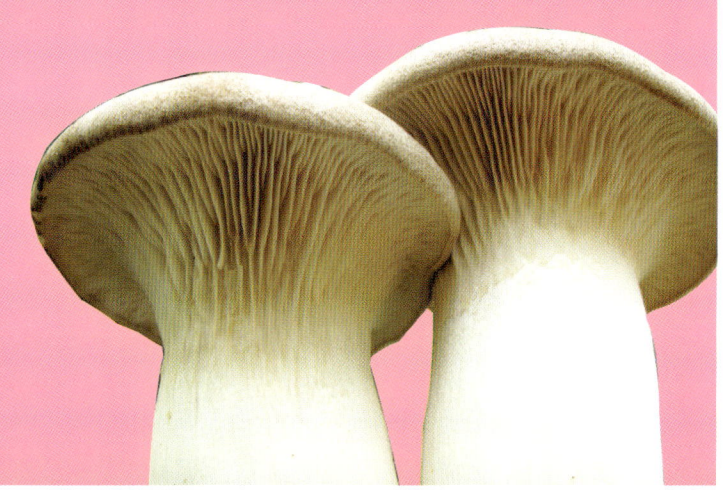

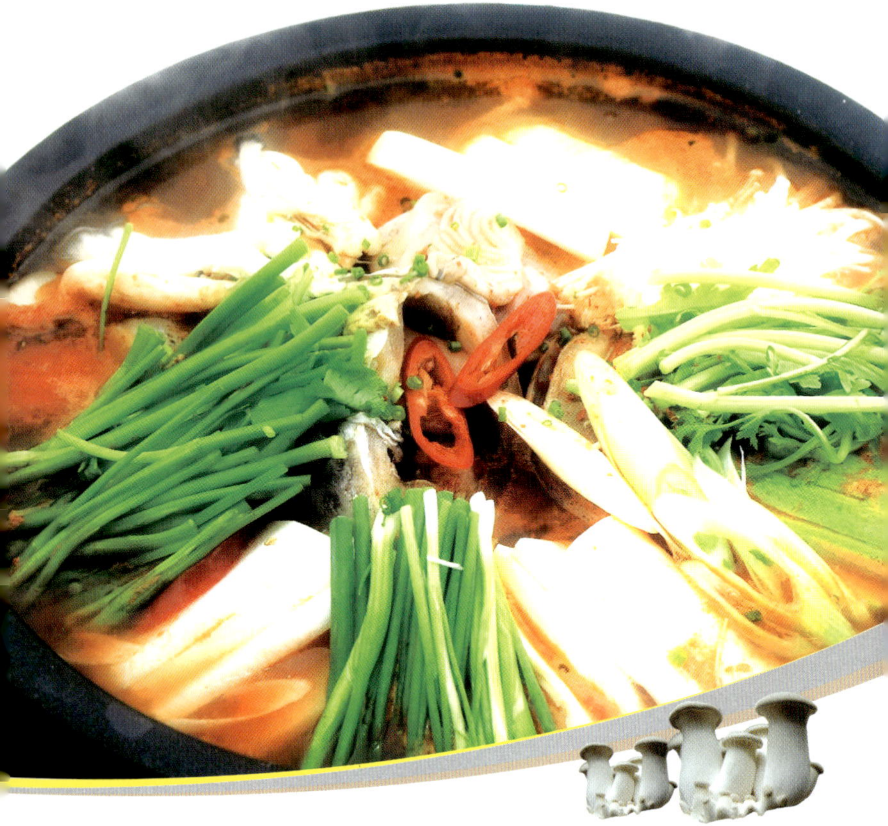

버섯생태찌개

 주재료(2인 기준)

생태 1마리(600g), 무 100g, 새송이버섯 60g, 느타리버섯 60g, 팽이버섯 100g, 호박 50g, 대파 30g, 다홍고추 1개, 미나리 30g

- 멸치육수 : 멸치 20g, 물 1.5ℓ
- 양념 : 고추장 40g, 고춧가루 8g, 마늘 30g, 생강 2g, 소금, 후추

만드는 순서

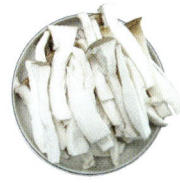 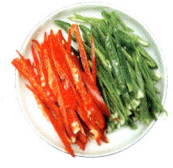 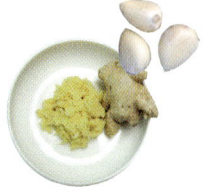

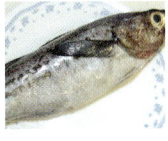

01 생태는 지느러미와 비늘을 잘라 내고 깨끗이 씻은 후 머리를 잘라 이빨 부위를 다듬어 놓고 내장은 꺼내어 쓸개와 부유물만 떼어 내고 깨끗이 씻어 놓는다. 생선 살은 적당한 크기의 토막으로 잘라 놓는다.

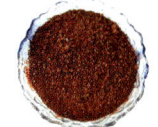

02 새송이버섯은 크기에 따라 반을 잘라 얇게 썰고 느타리버섯은 가닥을 떼고, 팽이버섯은 밑동을 잘라 흐르는 물에 씻어 물기를 뺀다.

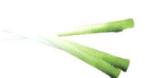

03 호박과 무는 골패 쪽 모양으로 얇게 썰고 다홍고추, 대파는 어슷하게 썰고, 미나리는 5㎝ 길이로 썬다.

04 냄비에 1ℓ 의 멸치육수와 무를 넣고 한소끔 끓이다가 생태와 내장, 새송이버섯, 느타리버섯을 넣고 준비한 양념장을 풀어 끓인다. 생태가 70% 정도 익었을 때 호박, 다홍고추, 대파를 넣고 끓인다. 완전히 익었을 때 간을 확인하고 팽이버섯과 미나리를 넣어 완성한다.

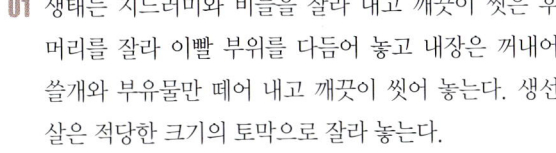 맛 & 멋내기

- 멸치육수 내기 : 멸치는 기름 두르지 않은 팬에 넣고 볶다가 분량의 물을 붓고 끓여 놓는다.
- 양념장 만들기 : 마늘과 생강을 다진 다음 나머지 분량의 재료와 섞어 놓는다.

고기완자 새송이볶음

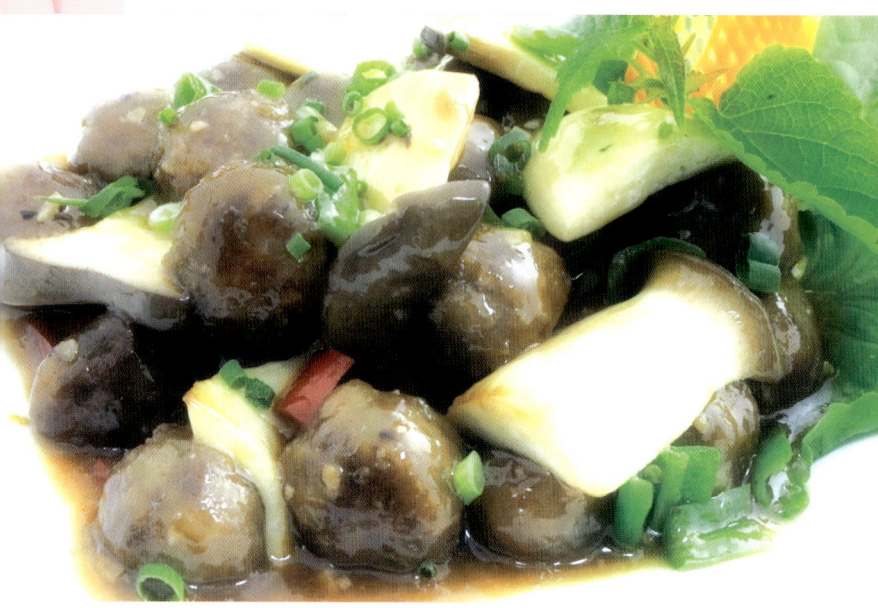

주재료(4인 기준) : 돼지고기 400g, 쇠고기 200g, 돼지비계 100g, 새송이버섯 200g, 홍고추 20g, 풋고추 30g, 양파 50g, 소금 5g, 간장 10g, 식용유 10g, 마늘 10g, 생강 5g, 후추 0.5g, 전분 10g, 육수 100g

만드는 순서

01 돼지고기와 쇠고기를 곱게 다지고 돼지비계는 팥알 크기로 잘게 썬다.
02 양파는 쌀알 크기로 잘게 다지고, 마늘과 생강은 곱게 다져 놓는다.
03 새송이버섯은 소금물로 살짝 씻은 후 긴 것은 반을 잘라 결대로 모양을 살려 도톰하게 슬라이스하고, 고추는 꼭지와 씨를 제거하고 사방 1㎝ 크기로 잘라 놓는다.
04 양파를 프라이팬에 볶아 식힌 후 다진 쇠고기와 돼지고기에 넣고, 돼지비계, 간장, 소금, 후추를 넣고 반죽하여 한입 크기로 완자를 만들어 녹말가루를 묻혀 놓는다.
05 프라이팬에 식용유를 두르고 달군 후 완자를 넣고 골고루 색이 나도록 굴려가면서 노릇하게 지져 내고, 같은 팬에 마늘, 생강, 고추를 넣고 볶다가 버섯과 완자를 넣고 잠시 더 볶은 후 다른 그릇에 쏟아 놓고 같은 팬에 육수와 간장, 소금을 넣고 끓이다가 물 녹말을 풀어 농도를 맞춘 후 볶아 놓은 완자와 버섯을 넣고 재빠르게 끓이듯 버무려 접시에 담는다.

새송이 미역무침

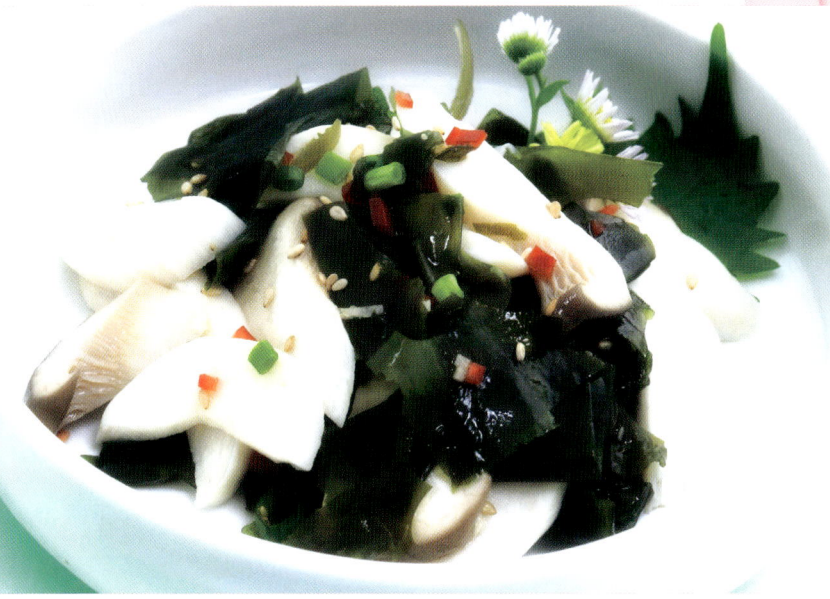

| **주재료(2인 기준)** : 새송이버섯 200g, 마른 미역 10g, 홍고추 1/2개, 실파 1뿌리, 깻잎 2장
| **초간장 양념** : 진간장 45㎖, 설탕 12g, 식초 15㎖, 소금, 통깨 약간

만드는 순서

01 새송이버섯은 길이대로 썰어 끓는 물에 데친 후 곧바로 찬물에 헹구어서 어슷하게 썰어 물기를 제거한다.
02 미역은 찬물에 담가 불렸다가 소금물에 데쳐 찬물에 헹군 후 2×5㎝ 정도의 크기로 잘라 놓는다.
03 홍고추는 잘게 다지고 실파는 송송 썰고, 깻잎은 씻어서 물기를 뺀다.
04 물기를 뺀 깻잎을 접시 바닥에 보기 좋게 깔고 새송이버섯과 미역을 섞은 다음 초간장을 넣고 버무려서 바닥에 깔린 깻잎 위에 올리고 홍고추, 실파, 통깨를 고명으로 뿌린다.

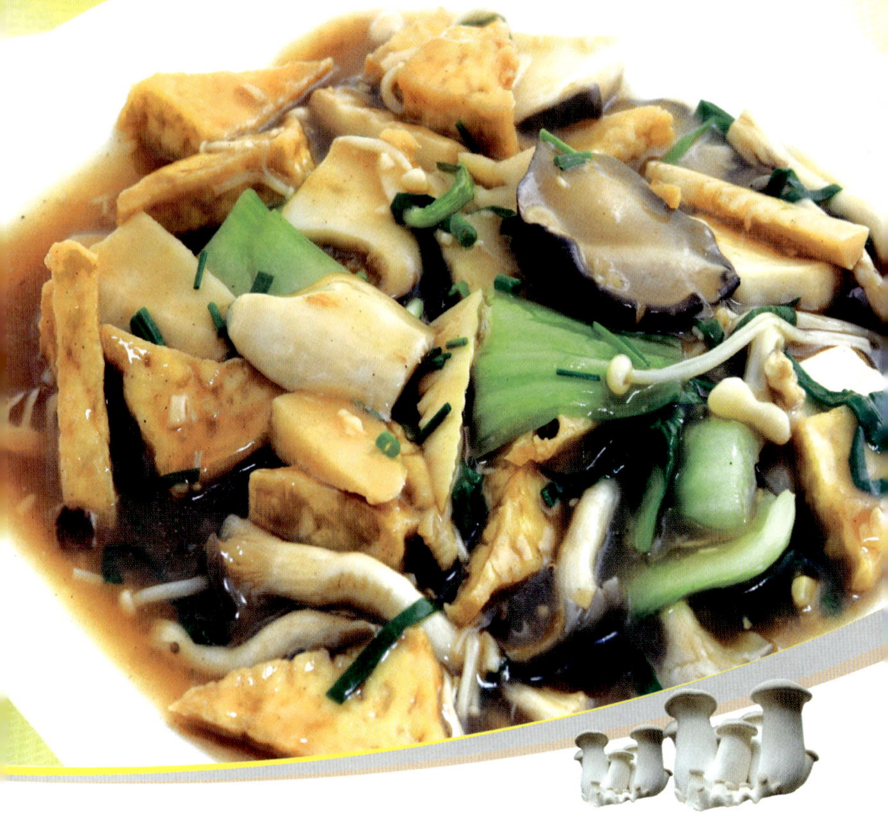

청채버섯볶음

 주재료(4인 기준)

표고버섯 30g, 새송이버섯 30g, 애느타리버섯 30g, 팽이버섯 30g, 청경채 200g, 죽순 40g, 두부 1/2모, 대파 20g, 생강 5g, 마늘 10g, 식용유 600㎖, 전분 20g, 정종 15㎖, 참기름 5㎖, 간장 15㎖, 굴소스 15㎖, 후추 1g, 물 200㎖

만드는 순서

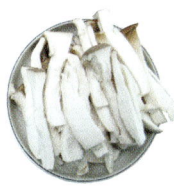

01 표고버섯과 새송이버섯은 깨끗이 손질하여 편으로 썰고 애느타리버섯과 팽이버섯은 뿌리를 다듬어 놓는다.

02 청경채는 4cm 길이로 썰어 놓고, 죽순은 편으로 썰어 찬물에 헹구어 백태를 씻어 낸 후 물기를 뺀다.

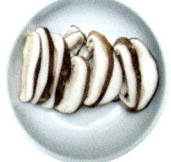

03 두부는 사방 5cm로 자르고 다시 대각선으로 잘라 삼각 모양을 만든 다음 1cm 정도의 두께로 썰어 물기를 닦고 튀김기름에 노릇하게 튀겨 놓는다.

04 대파는 반을 갈라 2cm 크기로 썰고, 마늘, 생강은 편으로 썰어 준비한다.

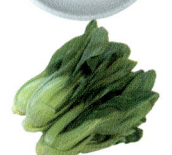

05 팬에 식용유 15㎖를 넣고 달군 다음 대파, 마늘, 생강을 넣고 볶다가 정종과 간장을 넣고 모든 버섯과 죽순, 청경채를 같이 넣고 볶는다.

06 버섯이 충분히 볶아졌을 때 물을 붓고 굴소스와 후추로 간을 한 다음 튀겨 놓은 두부를 넣고 2~3분 정도 조린 후 물 전분을 풀어 농도를 맞추고 참기름을 뿌려 접시에 담는다.

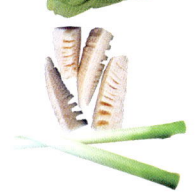

TIP 청경채의 영양성분

잎줄기가 청록색을 유지하고 있어서 시각적으로도 싱그러움 그 자체인 청경채는 중국 배추의 일종으로 중국 요리에 감초처럼 많이 이용되는 채소인데 칼슘이나 나트륨 등 각종 미네랄이 풍부하고 비타민 C나 카로틴도 풍부하여 치아와 골격의 발육에 좋고 피부미용에도 효과가 커서 최근 들어와서 더욱 각광받고 있다.

새송이버섯과 돼지고기

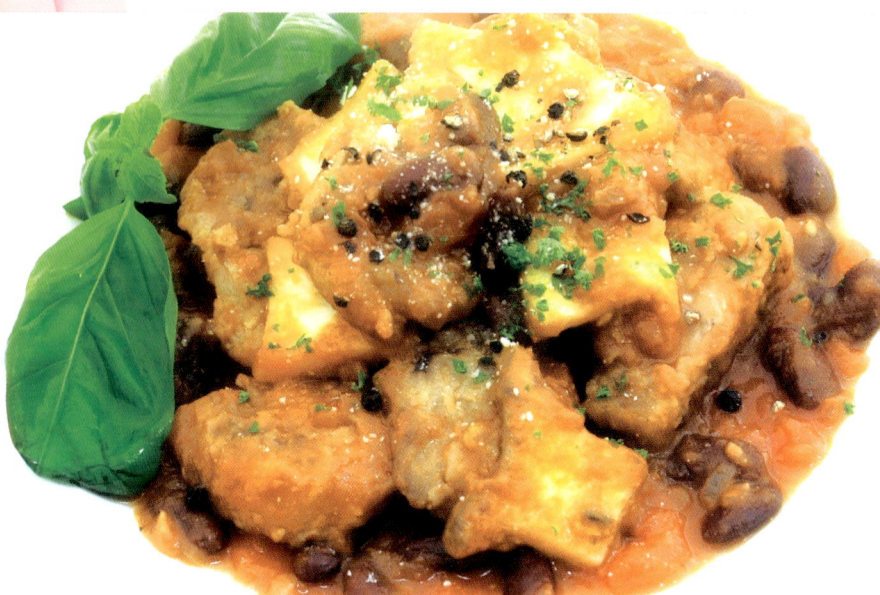

주재료(4인 기준): 새송이버섯 200g, 돼지등심 600g, 올리브오일 60㎖, 옥수수전분 15g, 밀가루 20g, 파머산치즈 5g, 소금, 후추, 통후추, 파슬리, 바질 약간
소스: 삶은 강낭콩 60g, 잘 익은 토마토 500g, 다홍고추 2개, 바질 3g, 오리가노 3g, 파슬리 5g, 쪽파 40g, 양파 100g, 마늘 15g, 육수 300㎖, 까나리액젓 10㎖, 레몬즙 10㎖, 올리브오일 30㎖, 고춧가루 2g, 설탕 2g, 소금, 후추 약간

만드는 순서

01 돼지등심은 4×5㎝ 크기로 잘라 5㎜ 두께로 썬 다음 소금, 후추로 밑간을 하고 밀가루를 묻혀 놓는다. 새송이버섯은 돼지고기와 같은 크기로 썰어 소금, 후추로 간을 한 후 마른 전분을 묻혀 놓는다.

02 강낭콩은 충분히 불려 삶아 놓고, 토마토는 잘 익은 것으로 골라 팔팔 끓는 물에 데쳐 찬물에 식힌 후 껍질과 씨를 제거하고 잘게 다져 놓는다. 바질과 오리가노를 곱게 다지고, 파슬리는 곱게 다져 거즈에 싸서 녹즙을 짜 놓는다.

03 쪽파는 3㎝ 길이로 자르고, 다홍고추는 씨를 제거하여 채 썬다. 마늘은 다지고 양파는 잘게 썰어 놓는다. 프라이팬에 오일을 두르고 열을 가한 후 돼지고기와 새송이버섯을 각각 노릇하게 색을 내서 소스에 넣고 10분 정도 뭉근하게 조린다.

04 따뜻한 접시에 소스를 먼저 깔고 돼지고기와 버섯을 교대로 보기 좋게 담은 다음 파머산치즈가루와 다진 파슬리, 으깬 통후추를 뿌리고 바질 잎을 장식한다.

버섯버터볶음

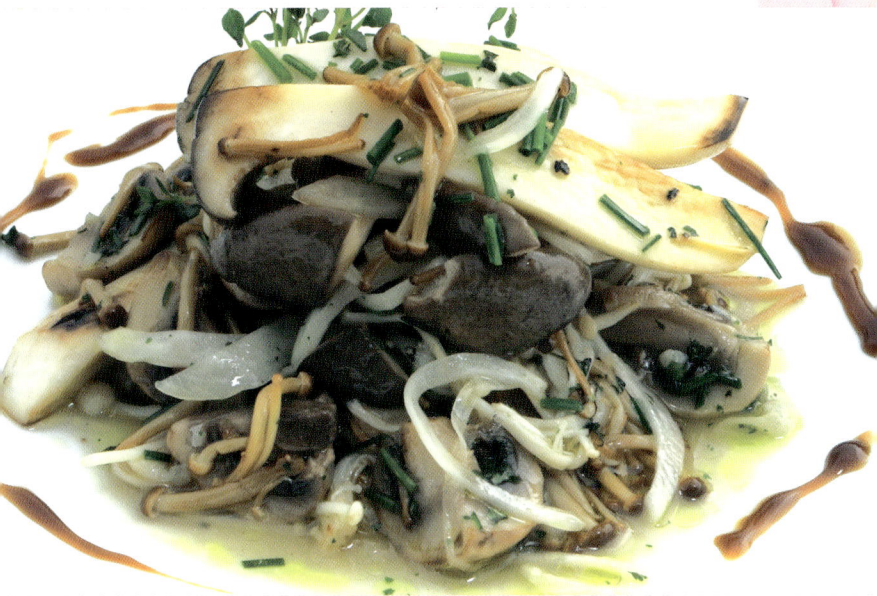

주재료(4인 기준): 버터 60g, 새송이버섯 100g, 양송이버섯 100g, 야생팽이버섯 100g, 마늘 5g, 양파 30g, 차이브 5g, 다임 약간, 화이트와인 30㎖, 소금 10g, 후추 0.5g, 발사믹소스 60㎖

만드는 순서

01 모든 버섯을 깨끗이 씻어 물기를 뺀 다음 새송이버섯과 양송이버섯은 4등분으로 잘라 놓고, 야생팽이버섯은 밑동을 잘라 가닥을 떼어 놓는다.

02 마늘은 다지고 양파는 결대로 채를 썰어 놓는다.

03 차이브는 깨끗이 씻어 잘게 잘라 놓고 다임은 물에 담가 신선도를 유지시킨다.

04 볶음팬에 버터를 넣고 달군 후 양파와 마늘을 넣고 잠시 볶다가 새송이버섯과 양송이버섯을 넣고 충분히 볶은 다음 팽이버섯과 와인을 넣고 5분 정도 졸이듯이 더 볶는다.

05 수분이 거의 없어지면 소금과 후추로 간하고 잘게 썬 차이브를 섞어 접시에 담고 발사믹소스와 다임을 장식한다.

새송이를 이용한 버섯요리

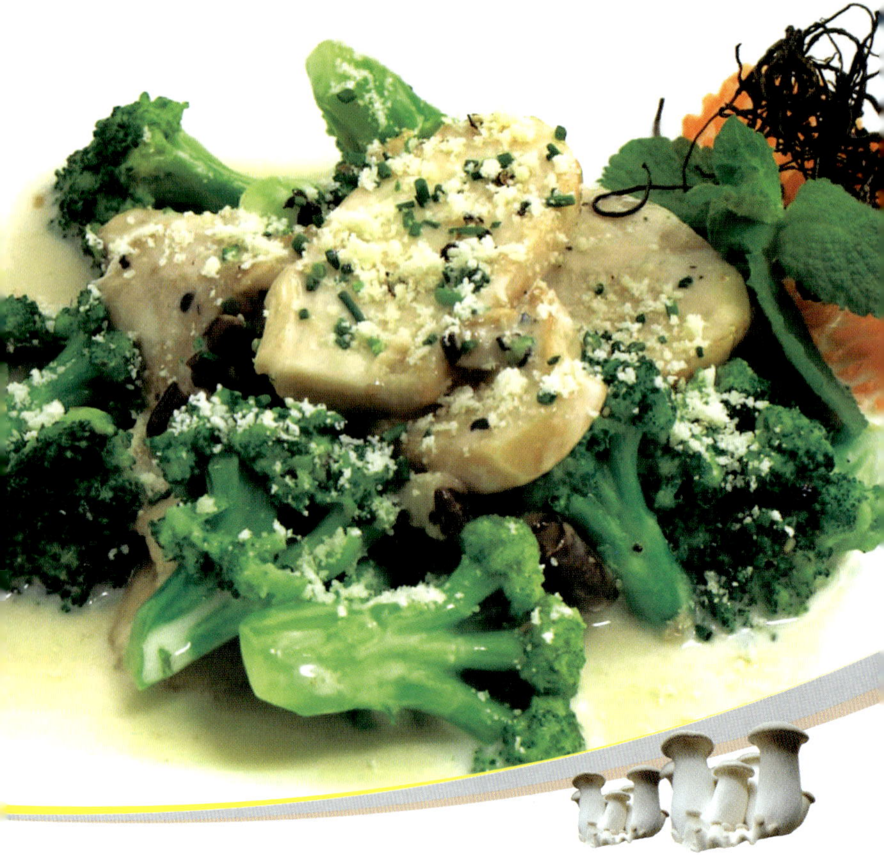

브로콜리와 새송이볶음

 주재료(2인 기준)

새송이버섯 100g, 브로콜리 100g, 마늘 10g, 차이브 20g, 생크림 100㎖, 파머산치즈가루 10g, 버터 20g, 소금, 통후추

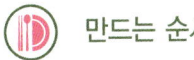 만드는 순서

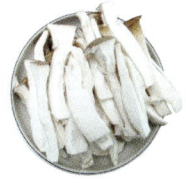 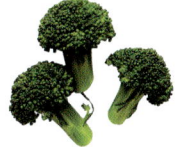 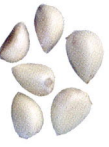 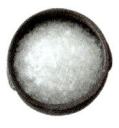

01 브로콜리를 한입 크기로 다듬어 소금을 약간 넣은 끓는 물에 데쳐 찬물에 식혀 놓고, 새송이버섯은 중간을 잘라 결대로 도톰하게 썰어 둔다.

02 팬에 버터를 넣고 거품이 날 때 얇게 저민 마늘을 넣고 볶다가 향이 우러나면 버섯과 브로콜리를 넣고 충분히 볶은 후 통후추를 거칠게 갈아 넣고, 소금으로 간을 한 다음 생크림을 넣고 걸쭉하게 농도가 나도록 조려서 접시에 담고 파머산치즈가루와 잘게 썬 차이브 또는 실파를 뿌려 낸다.

TIP 새송이버섯의 다양한 효능

비만을 예방하기 위한 가장 큰 조건은 칼로리는 낮으면서도 배고픈 느낌, 즉 공복감을 없애줘야 하는 것이다. 새송이는 칼로리는 매우 낮고 섬유소와 수분이 풍부해서 다이어트 식품으로 제격이다. 또한 식사 후 포도당의 흡수를 천천히 이뤄지게 함으로써 혈당 상승을 억제하고 인슐린을 절약해주기 때문에 결과적으로 비만을 방지한다. 새송이는 이 밖에도 여러 가지 인체에 이로운 성분이 많아 암 예방을 비롯해 당뇨병, 고혈압, 어린이들이 많이 앓는 아토피 피부염에도 좋은 것으로 알려져 있다.

버섯 머핀

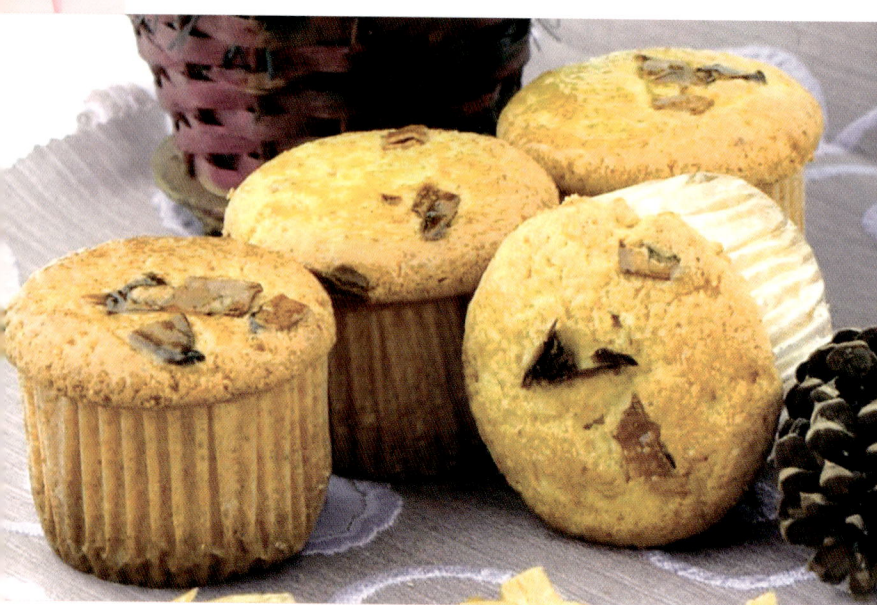

주재료: 버터 400g, 설탕 500g, 달걀 350g, 중력분 450g, 새송이버섯 가루 50g, 탈지분유 20g, 아몬드 가루 60g, 새송이버섯(슬라이스) 40g, 베이킹파우더 15g, 럼주 20㎖, 물 50㎖

만드는 순서

01 버터를 휘퍼로 부드럽게 풀어 주고 이때 설탕을 2~3번 나누어 넣어 녹을 때까지 충분히 저어 준다.
02 설탕이 녹으면 달걀을 조금씩 넣으면서 잘 섞어 준다.
03 중력분, 새송이버섯 가루, 탈지분유, 아몬드 가루와 베이킹파우더는 체질하여 혼합한다.
04 럼주와 물을 섞어 준다.
05 머핀 틀에 반죽을 담고 위에 슬라이스 한 버섯을 올려 준다.
06 200℃의 오븐에서 20~25분간 굽는다.

새송이버섯 장조림

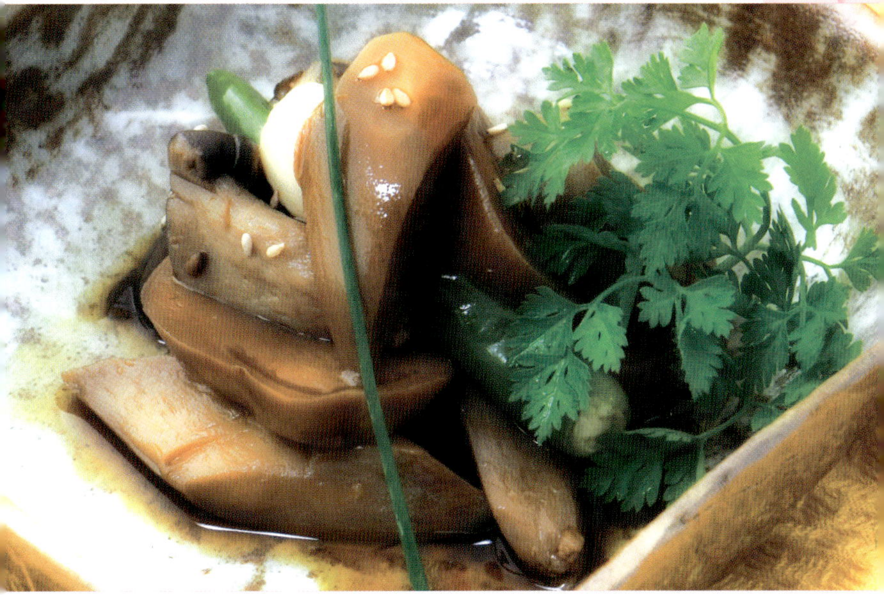

주재료: 새송이버섯 300g, 진간장 200㎖, 물 200㎖, 다시마(8×8㎝) 1장, 물엿 80g, 마늘 20g, 파 20g, 생강 10g, 청양고추 20g
고명: 실파, 깨소금

만드는 순서

01 새송이버섯을 깨끗이 씻어 물기를 뺀 다음 굵은 것은 반으로 갈라놓는다.
02 마늘과 생강은 편으로 썰고, 파와 고추는 반으로 갈라놓고 고추 씨를 뺀다.
03 냄비에 진간장, 물, 다시마, 물엿, 생강, 마늘, 파, 청양고추를 넣고 5분 정도 끓인 다음 건더기를 건져 내고 새송이버섯을 넣어 한소끔 더 끓인 후 그대로 식혀 두고 먹을 때는 잘게 썰거나 찢어서 접시에 담고 다진 실파와 깨소금을 곁들인다.

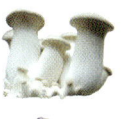
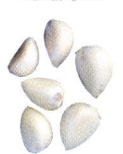

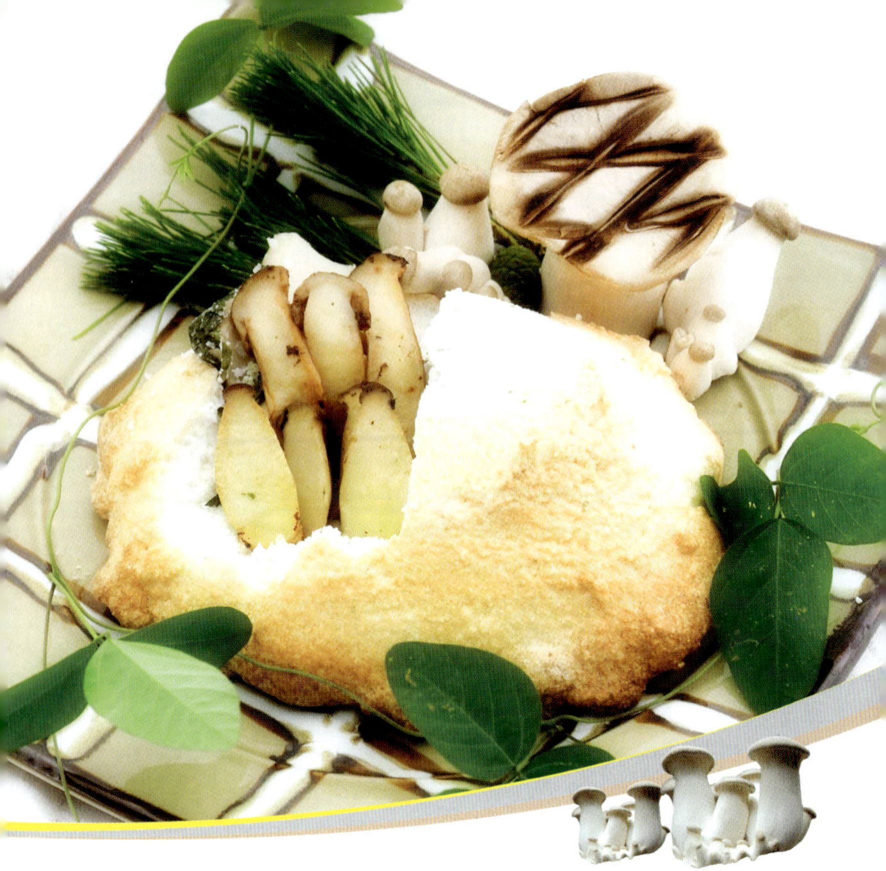

송이구이

 주재료(2인 기준)

자연송이버섯 200g, 새송이버섯 200g, 양송이버섯 200g, 깻잎 20잎, 저민 마늘 40g, 솔잎 50g

- 깻잎소스 : 깻잎 70g, 마늘 5g, 잣 10g, 파마산치즈 30g, 올리브오일 45㎖, 들깨 10㎖, 소금 3g, 후추 0.5g
- 소금덮개 : 달걀흰자 4개, 굵은 소금 1kg, 오렌지 껍질 5개, 파슬리 줄기 100g

만드는 순서

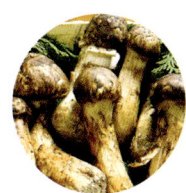

01 자연송이버섯은 밑동을 깨끗이 다듬어 흐르는 물에 신속하게 씻어 물기를 말리고, 새송이버섯과 양송이버섯도 같은 방법으로 씻어 물기를 말린 다음 각각 모양대로 도톰하게 썰거나 굵기에 따라 4~6등분으로 길게 삼각으로 썬다.

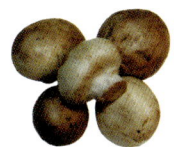

02 오븐용 질그릇 바닥에 소금덮개를 도톰하게 깔고 솔잎을 혹간 뿌린 뒤 깻잎을 깐다. 깻잎 위에 새송이버섯을 가지런히 깔고, 그 위에 자연송이버섯 그 위에 양송이버섯 순으로 깔고 얇게 저민 마늘을 뿌리고 깻잎으로 덮은 뒤 솔잎을 한 번 더 뿌리고 소금덮개로 덮어 돔 모양을 만든 다음 180℃의 오븐에서 15~20분 정도 구워서 꺼낸 뒤 조심스럽게 소금덮개를 깨어 내고 그대로 제공한다. 깻잎소스는 소스 볼에 담아 따로 제공한다.

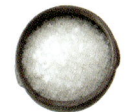

TIP 맛 & 멋내기

- 깻잎소스 : 들깨를 제외한 분량의 재료를 믹서에 곱게 간 다음 볶은 들깨를 섞어 놓는다.
- 소금덮개 : 오렌지 껍질과 파슬리를 깨끗이 씻어 물기를 뺀 후 곱게 다져서 소금과 함께 섞어 놓고 달걀흰자를 스테인리스 볼에 담아 최대한 거품을 낸 다음 소금에 넣고 섞는다.
- 버섯을 조리할 때 독특한 향기를 즐기려면 되도록 양념을 쓰지 않는 것이 좋다. 자연송이버섯의 경우는 특히 그렇다. 송이버섯은 씻을 때에도 짧은 시간 내에 씻어야 하며 오랫동안 물에 담가두거나 껍질을 벗기면 향기가 감소된다. 버섯의 향기는 열에도 약하기 때문에 구울 때는 살짝 굽고, 찌개나 국에 넣을 때도 먹기 바로 전에 넣어 잠깐 끓여야 그 풍미를 살릴 수 있다.

버섯샐러드

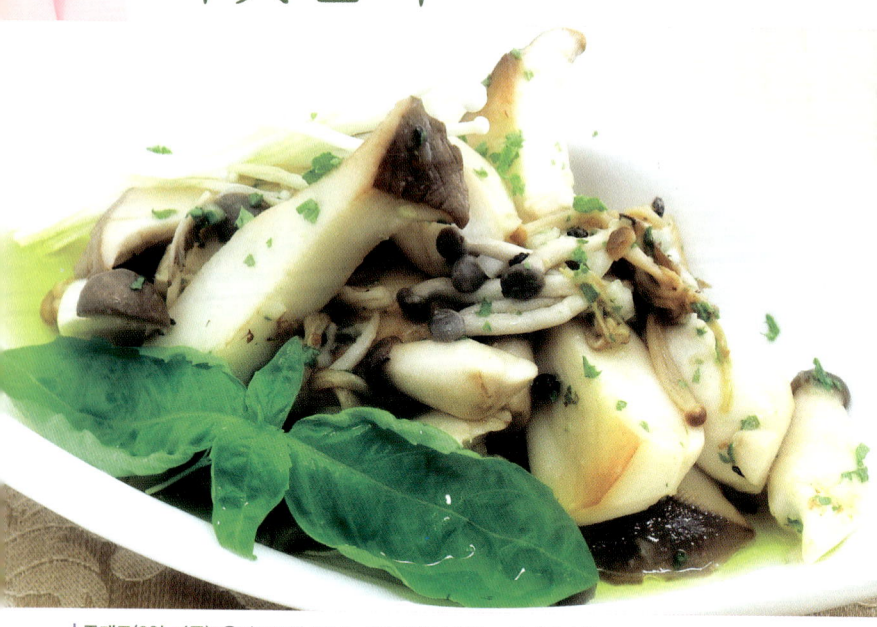

주재료(2인 기준): 올리브오일 60㎖, 새송이버섯 200g, 만가닥버섯 200g, 팽이버섯 100g, 바질 4잎
소스: 마늘 10g, 양파 30g, 마조람 2g, 파슬리 2g, 민트 2g, 올리브오일 50㎖, 트러플오일 15㎖, 셰리와인식초 15㎖, 레몬주스 40㎖, 소금 5g, 흑후춧가루 0.2g

만드는 순서

01 모든 버섯을 깨끗이 씻어 물기를 뺀 다음 새송이버섯은 4등분으로 잘라 놓고 만가닥버섯과 팽이버섯은 밑동을 잘라 가닥을 떼어 놓는다. 마늘은 다지고 양파는 쌀알 크기로 썰어 놓는다.

02 허브(마조람, 파슬리, 민트)를 각각 잘게 다진 다음 파슬리는 물기를 짜 놓는다. 믹싱볼에 다진 마늘과 양파, 다진 허브, 나머지 분량의 재료를 모두 넣고 섞어 허브비네그레트소스를 만들어 둔다.

03 큼직한 볶음팬에 올리브오일을 둘러 뜨겁게 달군 다음 새송이버섯을 넣고 5~7분가량 또는 엷은 갈색이 나게 볶은 후 믹싱볼에 담아 식게 두고, 나머지 버섯도 종류별로 같은 방법으로 볶아서 식힌다.

04 식혀 놓은 버섯과 허브비네그레트소스를 결합하여 접시에 담고 바질 잎을 장식한다.

새송이버섯과 야채구이

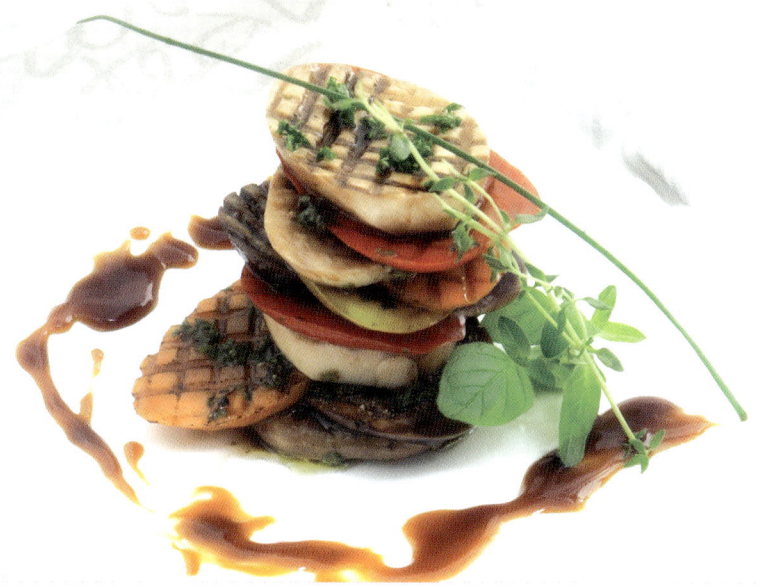

주재료(6인 기준): 새송이버섯 100g, 가지 100g, 호박 150g, 당근 100g, 홍피망 3개, 청피망 3개, 타임 15g, 파슬리 15g, 바질 15g, 올리브오일 170㎖, 레몬즙 15㎖, 발사믹식초 40㎖, 소금, 통후추

만드는 순서

01 가지와 호박은 씨가 들지 않은 것으로 고르고 새송이버섯과 당근도 가능한 같은 굵기의 것으로 골라 당근은 껍질을 벗기고 모두 깨끗이 씻어 물기를 말린다.

02 가지, 호박, 새송이버섯, 당근은 5㎜ 두께로 일정하게 어슷썰기 하고, 피망은 3~4등분 하여 씨를 제거하고 같은 크기로 다듬어 놓는다.

03 썰어 놓은 버섯과 야채를 넓은 쟁반에 편 다음 소금과 거칠게 간 후추를 뿌리고, 다진 타임과 파슬리, 바질을 골고루 뿌린 후 올리브오일 2큰술과 레몬즙을 고르게 뿌려 2시간 정도 재워 놓는다.

04 달구어 놓은 그릴 또는 석쇠에 버섯과 야채를 얹고 붓으로 올리브오일을 발라가며 부드럽게 익을 때까지 열을 약하게 하여 천천히 굽고, 당근은 아삭아삭한 맛을 내기 위해 표면만 살짝 굽는다. 구운 야채와 버섯을 개개의 접시에 가지런히 담고 발사믹식초를 골고루 뿌려서 제공한다.

고혈압·동맥경화 예방 효과 『느타리』

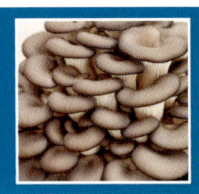

느타리버섯은 버드나무·참나무·아까시나무·은사시나무 등 썩은 나무의 그루터기에서 발생한다. 볏짚이나 솜, 기타 배지에서 발생한 버섯보다 이들 나무에서 발생한 것이 고유 성질을 가진 진정한 느타리버섯이다.

이들 나무를 겨울철에 베어 20㎝ 길이로 잘라 절단면에 종균을 발라(접종) 차곡차곡 쌓아놓고 약 3개월 배양하면 균사가 활착해 버섯이 발생한다. 이러한 재배법을 '단목재배'라고 하는데, 살균을 하지 않아도 되기에 연료비를 절감할 수 있고 고유의 맛과 향을 가지며 안전성이 뛰어나다.

느타리버섯은 우리나라에서 가장 많이 재배하고 있는 버섯이다. 1960년대 느타리버섯이 처음 보급될 때만해도 대부분 단목재배법을 활용했다. 그러나 최근에는 단목재배 농가를 찾아보기 힘들다. 이유는 단목재배를 통한 느타리버섯은 버섯갓이 너무 커 유통과정상 잘 부스러지고 신선도 유지가 상대적으로 불리해 상인들이 버섯갓이 작은 것을 원했기 때문이다.

원래 버섯의 진정한 맛과 기능은 대보다는 갓이 더 우수하다. 세계적으로 갓보다 대 위주의 버섯이 생산되는 국가는 우리나라밖에 없다. 이웃나라 일본·중국은 물론 유럽에서도 버섯은 갓 위주로 식용이 이뤄진다. 이러한 세계적인 추세와 더불어 최근 들어 우리나라에서도 웰빙 붐이 일며 소비자들이 건강과 안전을 중요시함에 따라 다시 단목재배가 빛을 보게 됐다.

느타리버섯을 구입할 때는 갓이 부서지지 않은 것을 선택해야 한다. 살이 연해 쉽게 상하므로 보관은 단시일로 끝내야 하며, 물기를 없앤 다음 랩이나 비닐봉지에 싸서 냉장고에 보관한다.

느타리를 이용한 버섯요리

Part 04

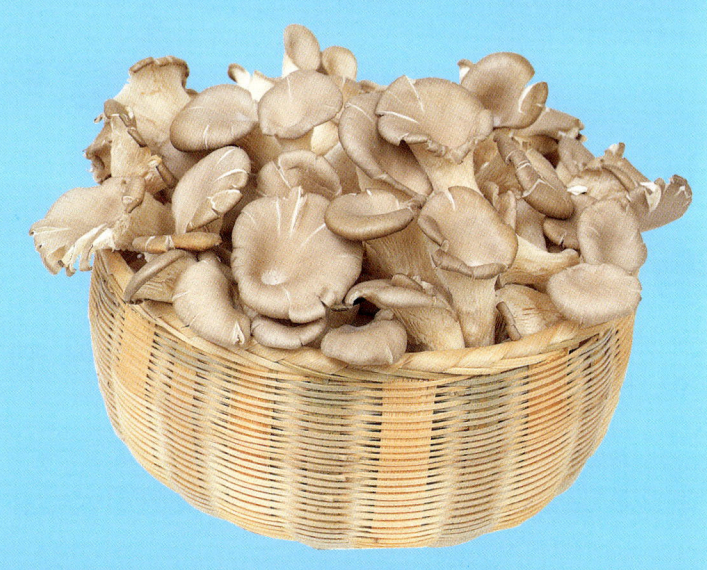

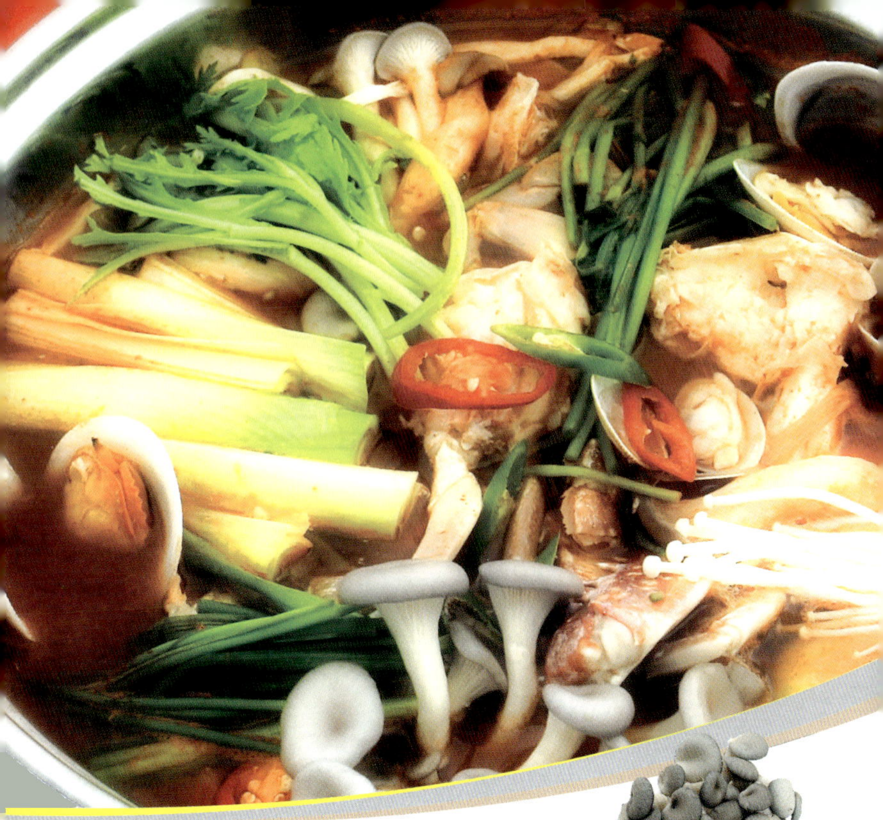

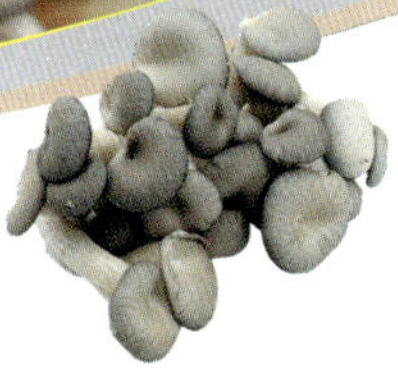

버섯꽃게탕

주재료(2인 기준)

꽃게 2마리, 만가닥버섯 120g, 무 150g, 미나리 100g, 쑥갓 100g, 대파 100g, 다홍고추 2개, 풋고추 4개, 불린 당면 100g

- 양념 : 된장 15g, 고추장 15g, 고운 고춧가루 5g, 마늘 30g, 생강 2g, 소금, 후추
- 가다랭이육수 : 물 1ℓ, 다시마 5g, 가다랭이포 6g

만드는 순서

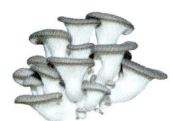

01 꽃게는 솔로 문질러 깨끗이 씻은 후 등딱지를 떼어 놓고 몸통에 붙어 있는 아가미와 발끝을 잘라 낸 후 크기에 따라 4~6등분으로 자른다.

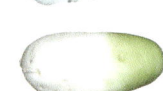

02 만가닥버섯은 가닥을 떼어 흐르는 물에 씻어 물기를 말리고, 팽이버섯은 밑동을 잘라 씻은 후 물기를 뺀다. 만가닥버섯 대신 느타리버섯을 이용해도 좋으며 이때 느타리버섯의 밑동을 다듬고 흐르는 물에 깨끗이 씻어 물기를 뺀다.

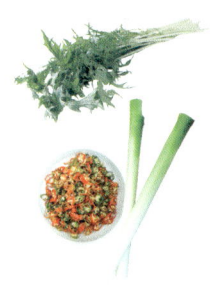

03 무는 얇게 골패 쪽 모양으로 썰고, 미나리와 쑥갓은 각각 5㎝ 길이로 자르고, 풋고추와 다홍고추, 대파는 어슷하게 썬다. 당면은 찬물에 담가 불려 둔다.

04 냄비에 준비된 재료들을 가지런히 담고 육수를 부어 끓기 시작하면 양념장을 넣고 한소끔 끓인 뒤 소금으로 간을 맞춘다.

TIP 맛 & 멋내기

- 양념장 만들기 : 마늘과 생강을 곱게 다져 분량의 재료와 섞어 양념장을 만든다.
- 가다랭이육수 내기 : 다시마를 찬물에 미리 담가 두었다가 잠시 은근하게 끓인 후 곧바로 다시마를 건져 내고 불을 끈 상태에서 가다랭이포를 넣고 15~20분 정도 그대로 두었다가 고운 체나 가제에 걸러 놓는다.

느타리버섯탕수육

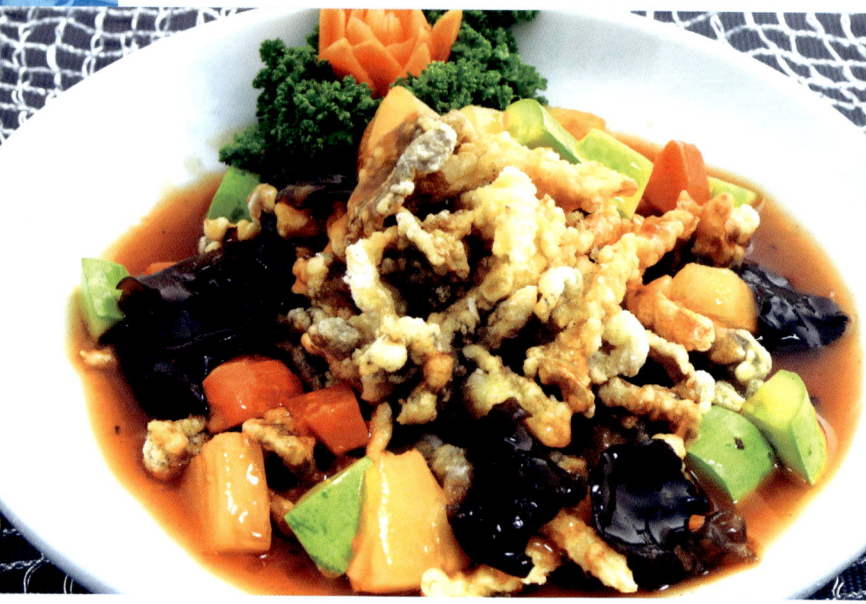

주재료(2인 기준): 느타리버섯 300g, 오이 30g, 당근 30g, 파인애플 50g, 목이버섯 15g, 달걀 1개, 전분 60g, 정종 15㎖, 간장 15㎖, 설탕 60g, 케첩 40g, 물 200㎖, 식용유 600㎖

만드는 순서

01 느타리버섯을 깨끗이 씻은 후 굵은 것은 반씩 갈라 소금과 후추로 밑간을 하고 전분과 달걀로 튀김옷을 입힌 다음 200℃의 식용유에 2번에 걸쳐 바삭하게 튀겨 놓는다.
02 오이, 당근, 파인애플은 모두 3㎝ 정도의 사각으로 썬 다음 당근과 오이는 끓는 물에 데쳐 놓는다.
03 목이버섯은 물에 불려 깨끗이 손질한 후 한 잎씩 떼어 끓는 물에 데쳐 놓는다.
04 팬에 식용유를 약간 두르고 케첩을 넣고 볶다가 물, 간장, 정종, 설탕을 넣고 끓이면서 파인애플과 당근, 오이, 목이버섯을 넣고 5분 정도 끓인 후 전분을 풀어 농도를 맞춘다.
05 소스에 튀겨 놓은 버섯을 넣고 잘 버무려 접시에 담는다.

느타리버섯과 은대구살튀김

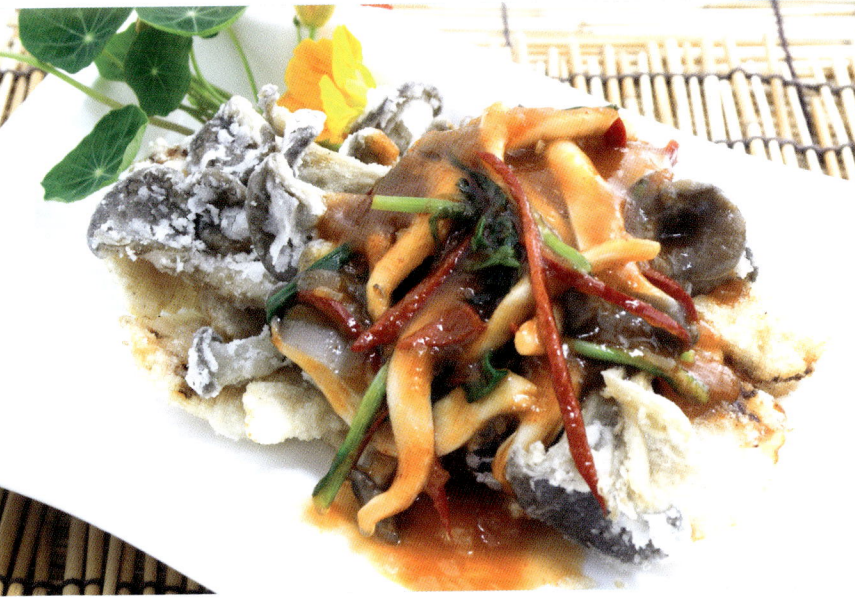

주재료(2인 기준): 느타리버섯 150g, 은대구살 150g, 전분 1/2컵, 소금, 후추, 양파 30g, 다홍고추 2개, 쪽파 3줄기, 튀김용 식용유 400㎖
소스: 다진 양파 60g, 고춧가루 15㎖, 케첩 40㎖, 식초 30㎖, 물엿 30㎖, 까나리액젓 30㎖, 물 75㎖, 다홍고추 2개, 식용유 40㎖, 프루트칵테일 1/2캔(400g)

만드는 순서

01 대구살은 한입 크기로 포를 뜨고 소금, 후추로 밑간을 하여 마른 전분을 묻혀 놓으며 느타리버섯은 굵직하게 찢어 소금, 후추로 간하여 잠시 두었다가 마른 전분을 묻혀 놓는다. 양파는 반을 잘라 결대로 슬라이스하고 다홍고추는 꼭지와 씨를 제거하여 길게 채 썰고, 쪽파는 4㎝ 정도 길이로 잘라 놓는다.

02 과일소스를 준비한다. 꼭지와 씨를 제거한 다홍고추, 양파는 쌀알 크기로 다진다. 식용유를 두른 팬에 양파와 고추를 넣고 볶다가 프루트칵테일 외의 모든 재료를 넣고 5분가량 끓인 후 곱게 간 프루트칵테일을 넣고 다시 한 번 활발하게 끓인다.

03 대구살과 버섯을 180℃의 튀김기름에 바삭하게(3분간) 튀겨 담고, 프라이팬에 식용유를 넣고 달군 후 썰어둔 양파, 다홍고추, 쪽파를 넣고 센불에서 색이 변하지 않도록 재빨리 볶아 소스에 넣고 고루 섞어 튀겨 놓은 대구살과 버섯에 끼얹듯 뿌려 낸다.

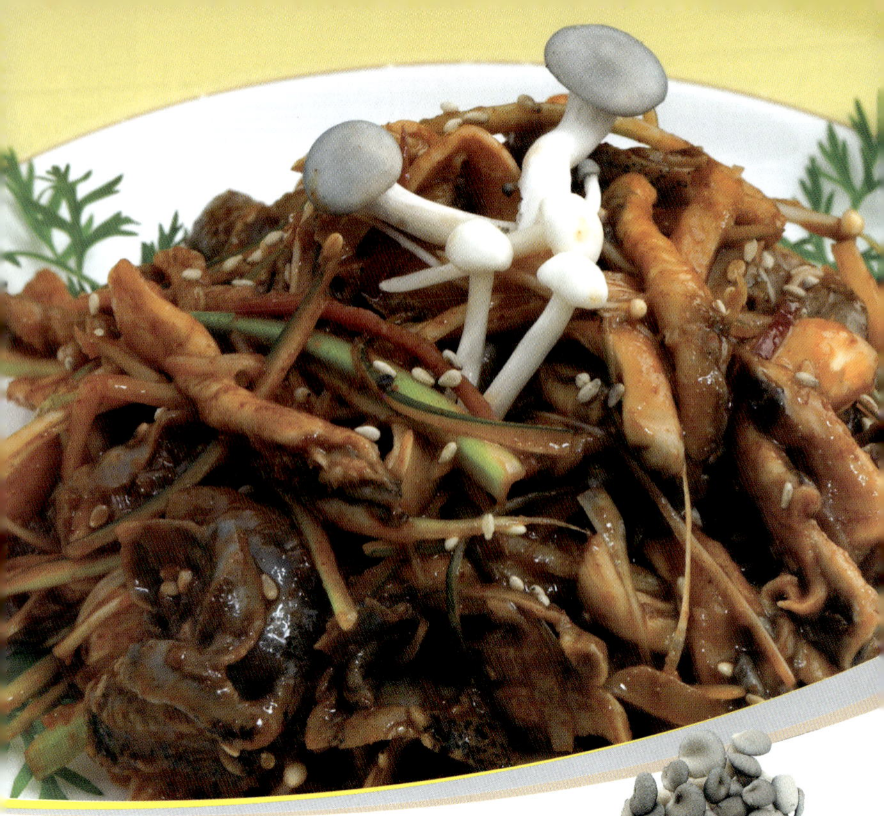

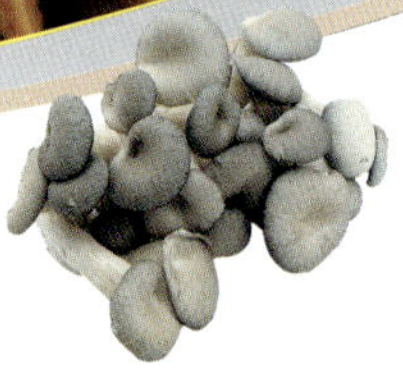

버섯골뱅이무침

 주재료(2인 기준)

느타리버섯 100g, 팽이버섯 100g, 골뱅이 200g, 양배추 60g, 대파 100g, 다홍고추 2개, 미나리 50g, 쑥갓 50g

- 양념장 : 고추장 30g, 고춧가루 20g, 설탕 20g, 물엿 20g, 다진 마늘 15g, 사이다 40㎖, 참기름 15㎖, 식초 30㎖, 통깨 2g

만드는 순서

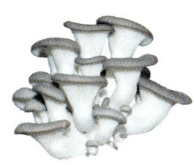

01 느타리버섯은 끓는 물에 데쳐 식힌 후 길이대로 찢어 물기를 짜고, 팽이버섯은 밑동을 잘라 깨끗이 씻은 후 물기를 뺀다.

02 가공된 골뱅이는 물기를 제거하여 먹기 좋은 크기로 잘라 놓는다.

03 양배추는 너무 곱지 않게 채를 썰어 찬물에 담갔다가 물기를 빼고, 미나리는 깨끗이 씻어 5㎝ 길이로 잘라 놓는다.

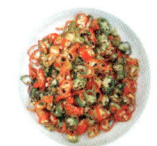

04 다홍고추는 어슷썰어 물에 헹구어 씨를 털어 내고, 대파는 5㎝ 길이로 잘라 곱게 채를 썬 다음 잠시 찬물에 담가 매운맛을 뺀다.

05 쑥갓은 깨끗이 씻어 물기를 뺀다.

06 큼직한 스테인리스 볼에 손질한 느타리버섯, 양배추, 미나리, 대파, 다홍고추, 골뱅이를 함께 넣고 양념장을 넣어 고루 버무린 다음 마지막에 팽이버섯을 넣고 살짝 무친다.

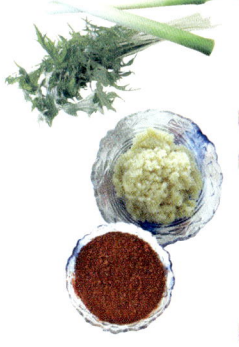

07 접시에 쑥갓을 돌려 깔고 그 위에 버섯골뱅이무침을 소복하게 담은 다음 통깨를 고명으로 뿌려 낸다.

TIP 맛 & 멋내기

• 양념장 만들기 : 마늘을 곱게 다져 분량의 재료와 함께 혼합하여 20분가량 숙성시킨 후 사용한다.

버섯잡채

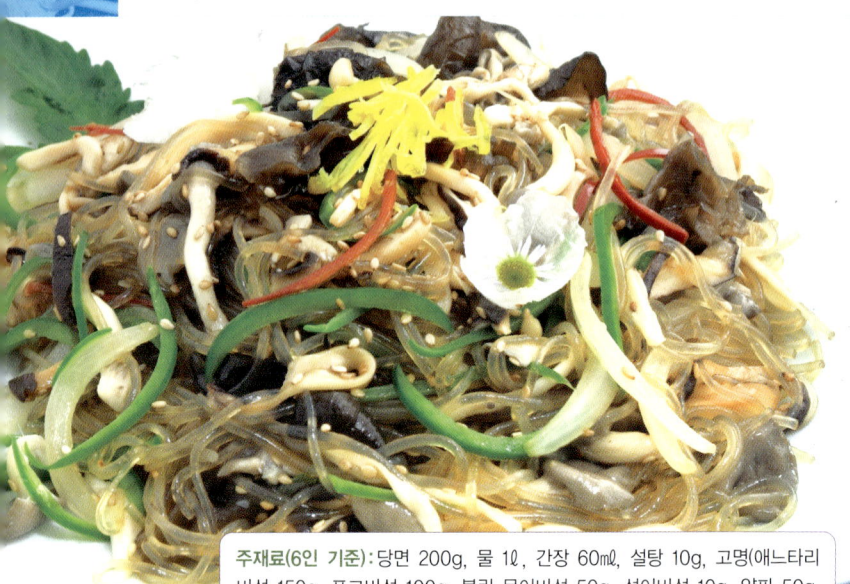

> **주재료(6인 기준):** 당면 200g, 물 1ℓ, 간장 60㎖, 설탕 10g, 고명(애느타리 버섯 150g, 표고버섯 100g, 불린 목이버섯 50g, 석이버섯 10g, 양파 50g, 쪽파 30g, 다홍고추 2개, 풋고추 2개, 식용유 45㎖, 소금, 후춧가루 약간), 양념(다진 마늘 20g, 깨소금 5g, 참기름 20㎖, 다진 파슬리 15g)

만드는 순서

01. 당면을 찬물에 담가 6시간 정도 불린 다음 분량의 물과 간장 30㎖를 섞어 냄비에 담고 활발히 끓어오를 때 당면을 넣고 다시 한 번 끓어오르면 곧바로 건져 내어 물기를 뺀다. 애느타리버섯은 밑동을 다듬어 한 가닥씩 떼어 놓고, 표고버섯은 기둥을 떼고 5mm 간격으로 채 썬다.
02. 불린 목이버섯은 이물질을 제거하여 한 잎씩 떼어 놓고, 팽이버섯은 밑동을 잘라 낸 다음 각각 소금을 넣은 끓는 물에 데쳐 내어 얼음물에 헹구어 물기를 뺀다.
03. 양파는 반을 잘라 결 반대로 채 썰고, 다홍고추와 풋고추는 반을 갈라 꼭지와 씨를 제거하여 길이로 가늘게 채 썰고, 쪽파는 5cm 길이로 잘라 놓는다.
04. 프라이팬에 식용유를 두르고 모든 고명 야채와 버섯을 색깔별로 각각 볶아 내어 야채의 색이 변하기 전에 빨리 식힐 수 있도록 넓은 팬에 펼쳐 놓고 약간의 소금과 방금 간 후추를 골고루 뿌려 간한다. 같은 팬에 식용유를 둘러 중불에서 당면을 넣고 볶으면서 간장 30㎖와 설탕을 넣고 쫄깃쫄깃하게 볶아 낸다.
05. 커다란 양푼에 모든 야채와 당면을 넣고, 다진 마늘과 깨소금, 참기름을 첨가해 골고루 섞은 다음 우묵한 접시에 담고 다진 파슬리를 뿌려 낸다.

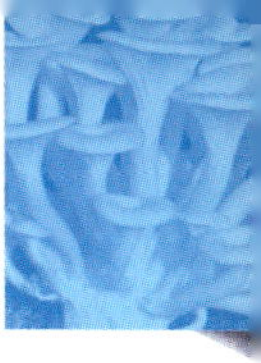

들깨소스를 곁들인 버섯볶음

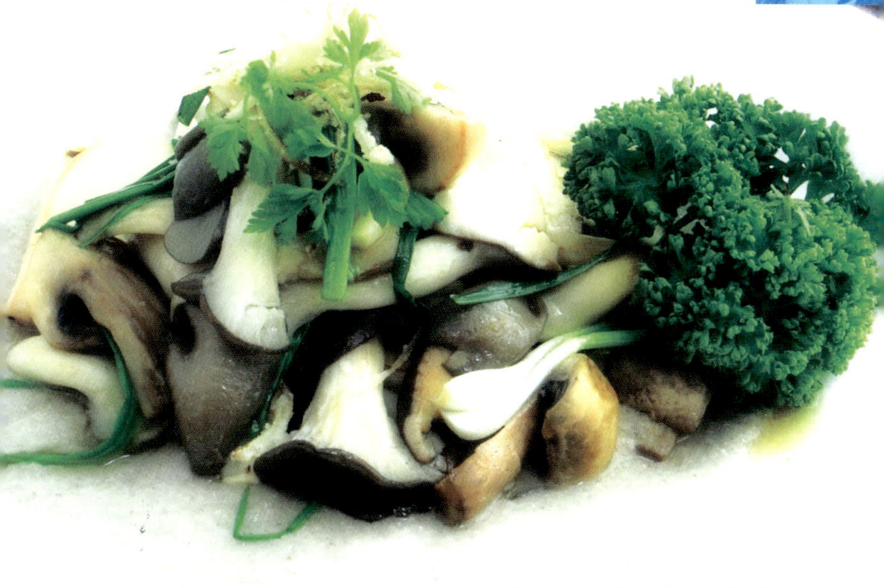

주재료(2인 기준): 느타리버섯 100g, 양송이버섯 100g, 표고버섯 100g, 새송이버섯 100g, 들기름 20㎖, 쪽파 30g, 소금, 후추

소스: 양파 200g, 마늘 10g, 양송이버섯 100g, 다시마육수 250㎖, 들깨가루 3큰술, 찹쌀가루 1큰술, 들기름 15㎖, 소금, 후추

만드는 순서

01 각종 버섯은 흐르는 물에 깨끗이 씻어 물기를 뺀 다음 먹기 좋은 크기로 굵직하게 잘라 놓고, 쪽파는 3㎝ 정도 길이로 잘라 놓는다.

02 들기름을 두른 팬에 준비된 각종 버섯을 넣고 충분히 볶다가 소금, 후추로 간을 한 후 쪽파를 넣고 색이 변하지 않도록 재빠르게 볶아 접시에 담고 들깨소스를 곁들인다.

03 가장자리에 볶은 들깨와 들기름을 약간 둘러 향을 느끼게 한다.

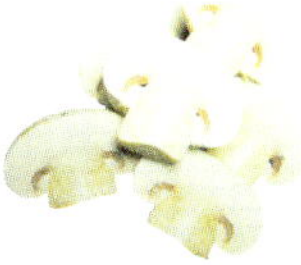

느타리를 이용한 버섯요리

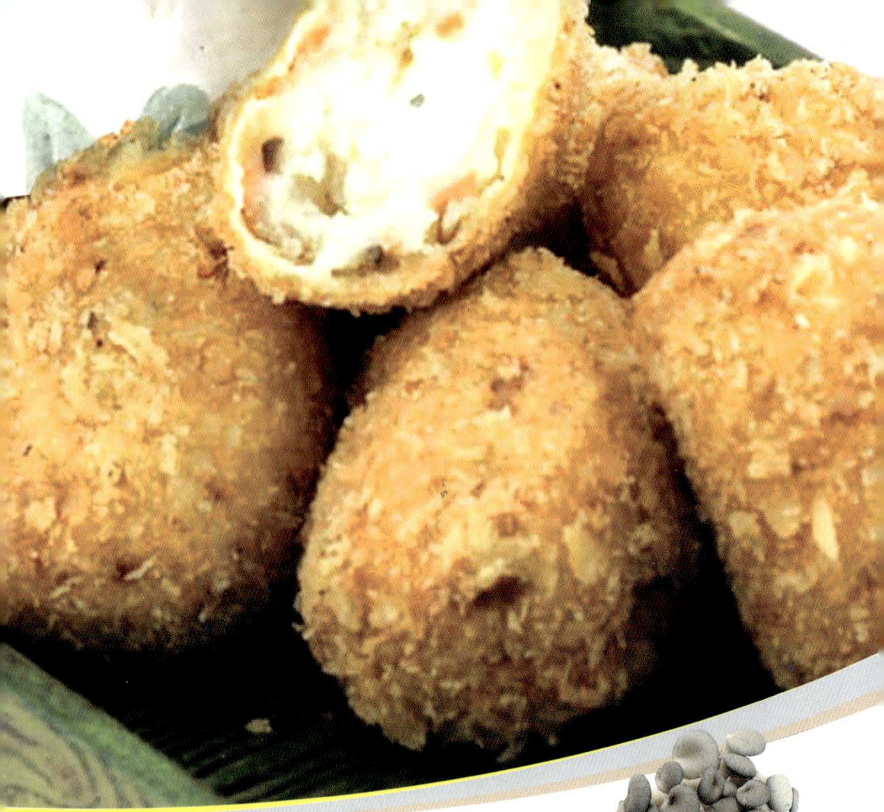

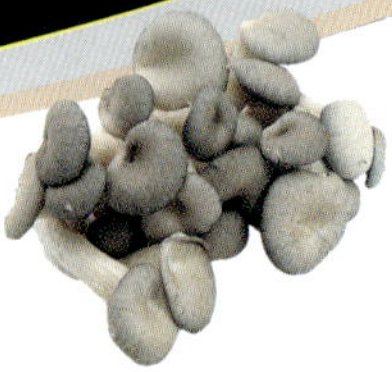

버섯 고로케

 주재료

당근 160g, 감자 1.5kg, 양파 320g, 파 3g, 햄 40g, 옥수수(통조림) 18g, 표고버섯 60g, 느타리버섯 70g, 모차렐라치즈 300g, 마요네즈 40g, 후추 약간, 밀가루, 달걀물, 빵가루, 식용유

만드는 순서

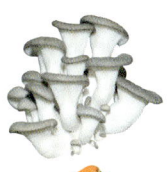

01 당근과 감자는 흐르는 물에 씻어 껍질을 벗기고 감자는 삶아 으깨어 놓는다.
02 당근, 양파, 파, 햄, 표고버섯, 느타리버섯은 잘게 썰어 다져 둔다.
03 모든 재료를 합하여 마요네즈와 후추를 넣고 혼합한다.
04 손가락 모양으로 만들어 속에 모차렐라치즈를 넣고 밀가루, 달걀물, 빵가루 순으로 입혀서 180℃ 정도의 튀김기름에서 튀겨 낸다.
05 기름기를 빼고 접시에 담아 낸다.

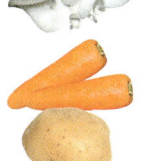
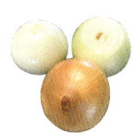
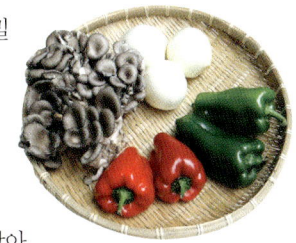
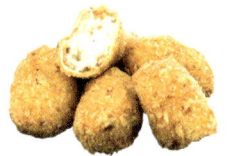

TIP 항암 효과가 큰 느타리버섯

느타리버섯은 비타민 D의 모체인 에르고스테롤을 다량 함유하고 있어 고혈압·동맥경화의 예방 및 치료 효과가 뛰어나다. 또한 항암 치료에도 효과가 있다고 보고된 바 있다.
한방에서 느타리버섯은 오장의 기운을 조화시켜 식욕을 돋우며 대변이 불리한 것을 완화시킨다고 하였다. 면역력이 저하된 환자들의 환자식으로 느타리버섯은 매우 유용하게 이용되고 있다.

장국죽

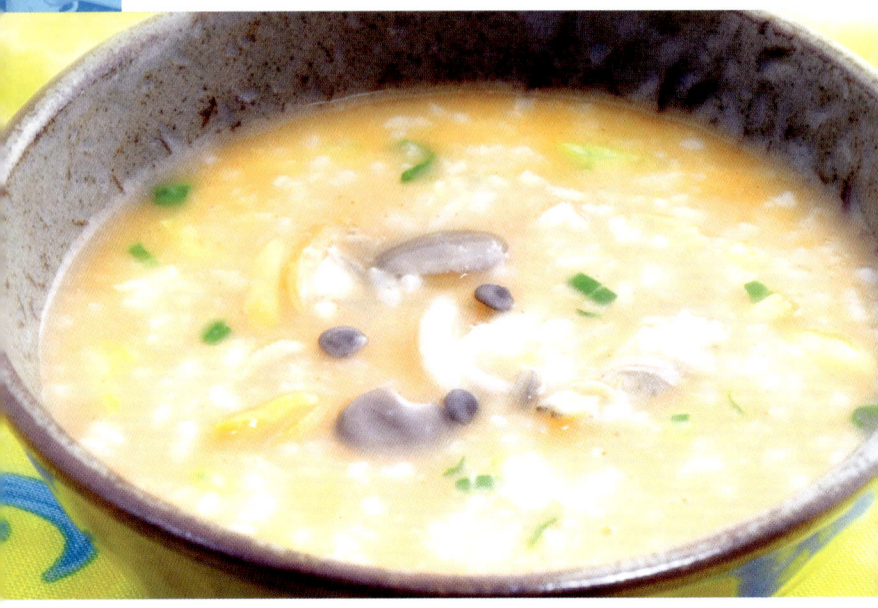

주재료(2인 기준): 불린 쌀 100g, 바지락조갯살 100g, 애느타리버섯 100g, 시금치 70g, 실파 20g, 참기름 15㎖
된장육수: 된장 30g, 고추장 10g, 멸치육수 1ℓ, 생강 2g, 마늘 5g

만드는 순서

01 쌀은 30분 전에 찬물에 담가 불린 다음 체에 받쳐 물기를 빼 놓는다.
02 애느타리버섯은 밑동을 다듬고 깨끗이 씻어 물기를 뺀다.
03 시금치는 소금을 넣은 끓는 물에 살짝 데쳐 내어 찬물에 헹군 후 물기를 꼭 짜 놓는다.
04 실파는 3㎝ 정도 길이로 잘라 놓는다.
05 바지락조갯살은 내장을 제거하고 깨끗이 씻은 후 체에 받쳐 물기를 뺀다.
06 바닥이 두꺼운 냄비에 참기름을 두르고 불린 쌀을 넣고 볶다가 쌀알이 투명해지기 시작하면 조갯살을 넣고 어느 정도 볶아졌을 때 준비해 둔 장국(된장육수 재료를 분량의 물에 풀고 다진 마늘과 생강을 넣고 끓인 국)을 넣고 끓인다.
07 죽이 80% 정도 완성되었을 때 준비해 둔 시금치와 버섯을 넣고 한소끔 더 끓인 후 실파를 넣고 완성한다.

쇠고기 버섯볶음

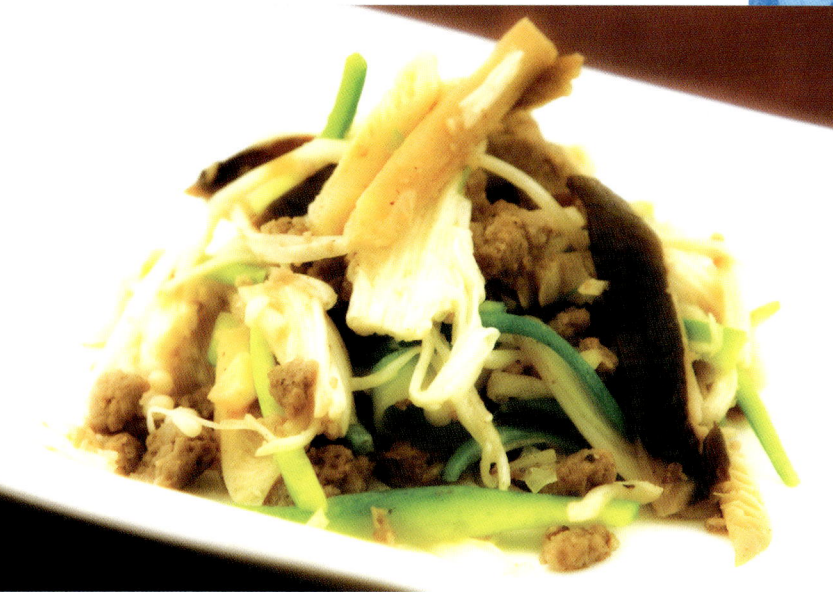

주재료(2인 기준) : 건표고버섯 5개, 팽이버섯 100g, 애호박 1/2개, 쇠고기 50g, 파 10g, 마늘 5g, 진간장 1큰술, 설탕 3g, 깨소금 1g, 참기름 2큰술, 식용유 2큰술, 소금, 후추

만드는 순서

01 건표고버섯은 물에 불려 1㎝ 폭으로 썰고 팽이버섯은 밑동을 다듬고 깨끗이 씻어 놓는다. 팽이버섯 대신 느타리버섯을 이용할 때는 밑동을 다듬고 흐르는 물에 씻은 후에 길이대로 찢어 둔다. 파와 마늘은 곱게 다져 놓는다.

02 애호박은 속이 들어가지 않도록 3면을 잘라 내어 어슷하게 썬 다음 약간의 소금을 뿌려 절여 두었다가 찬물에 헹구어 물기를 짠다.

03 쇠고기는 칼로 곱게 다져 갖은 양념을 해 놓는다.

04 애호박은 식용유를 두른 팬에 재빠르게 볶아 파란색이 변하지 않도록 넓게 펴서 식힌다. 같은 팬에 참기름을 둘러 쇠고기를 넣고 볶다가 표고버섯, 팽이버섯 순으로 넣고 볶으면서 다진 파와 마늘, 간장, 설탕, 깨소금, 소금, 후추로 간을 맞추어 충분히 볶는다.

05 볶아 놓은 애호박을 섞어 접시에 담아 낸다.

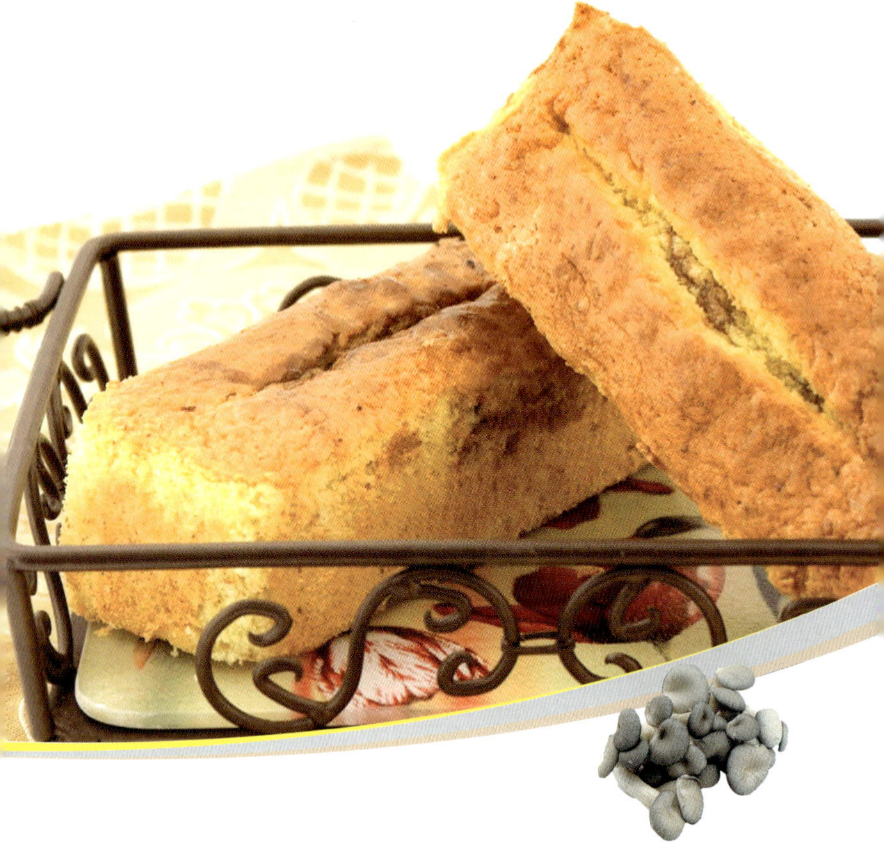

버섯 파운드케이크

 주재료

중력분 500g, 느타리버섯 가루 20g, 새송이버섯 가루 20g, 설탕 500g, 마가린 500g, 달걀 11개, 베이킹파우더 7g

만드는 순서

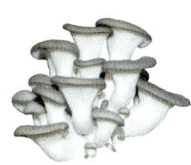

01 마가린을 휘퍼로 부드럽게 풀어 주고 이때 설탕을 2~3번 나누어 넣어 녹을 때까지 충분히 저어 준다.
02 설탕이 녹으면 달걀을 조금씩 넣으면서 잘 섞어 준다.
03 중력분, 버섯 가루와 베이킹파우더는 체질하여 혼합한다. 이때 반은 느타리버섯 가루를 넣고 반은 새송이버섯 가루를 넣는다.
04 파운드 틀에 종이를 깔고 위의 반죽을 반씩 나누어 담고 마블링 되도록 휘저어 준다.
05 160~180℃의 오븐에서 30~35분간 굽는다.

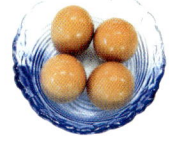

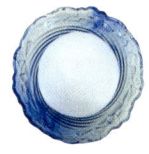

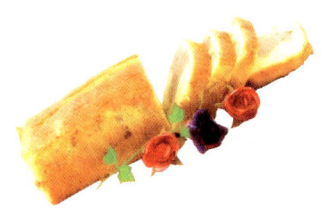

TIP 파운드케이크(pound cake)

파운드케이크는 케이크의 일종으로 밀가루와 달걀, 설탕, 버터 등의 재료를 1파운드(pound)씩 합쳐서 만들거나 또는 같은 양씩 사용한다고 하여 붙여진 명칭이다. 파운드케이크는 영국에서 처음 만들어 먹었으며 보통은 밀가루와 달걀, 설탕, 버터를 각각 1파운드(453.6g)씩 넣어 만들며 프랑스에서는 그냥 케이크라고 한다.
굽기 전, 반죽 윗면에 달걀노른자에 설탕을 섞은 달걀물을 발라 주면 윤기가 나고 노르스름하게 구워져 먹음직스럽게 보이며 반죽 윗면에 납작하게 자른 아몬드나 호밀, 호밀가루 등을 뿌려 먹기도 한다.

느타리버섯 산적

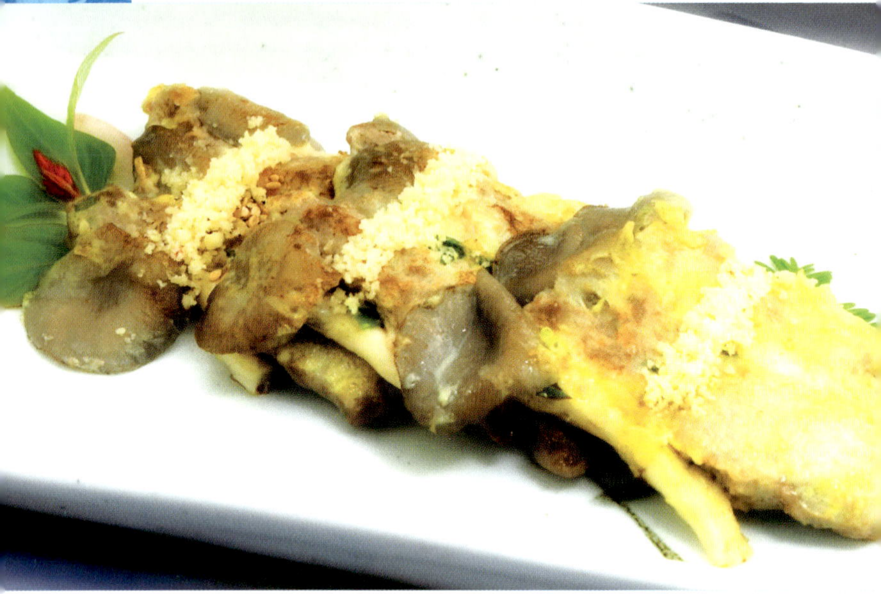

주재료(2인 기준): 느타리버섯 100g, 다진 쇠고기 100g, 두부 30g, 달걀 1개, 실백 10g, 밀가루 1큰술, 파 10g, 마늘 5g, 진간장 10g, 설탕 2g, 참기름, 깨소금, 소금, 후추 약간, 식용유 5큰술, 꼬치 6개
초간장: 간장 15㎖, 설탕 12g, 식초 15㎖, 육수 15㎖, 소금, 후추 약간

만드는 순서

01 느타리버섯은 일정한 크기의 작은 것으로 준비하여 끓는 물에 데쳐 찬물에 식힌 후 물기를 빼고 소금, 참기름, 마늘, 깨소금을 넣어 양념한다.
02 대파와 마늘은 곱게 다져 놓고, 실백은 종이를 깔고 곱게 다져 놓는다.
03 두부는 물기를 짜서 으깬 다음 쇠고기와 혼합하여 갖은 양념을 한다.
04 산적꼬치에 양념된 느타리버섯 4~5개 정도를 꽂아 놓는다.
05 버섯 사이에 밀가루를 뿌리고 양념된 쇠고기를 버섯 길이보다 약간 길게 손가락 모양으로 만들어 버섯 사이사이에 끼운다.
06 버섯 산적을 밀가루와 푼 달걀을 차례로 입혀 달군 프라이팬에 지져 낸다.
07 산적이 식은 후에 꼬치를 빼고 접시에 보기 좋게 담은 다음 실백가루를 뿌려 낸다.
08 분량의 재료를 모두 섞어 초간장을 만들어 함께 내어 놓는다.

느타리버섯 초회

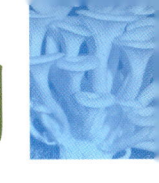

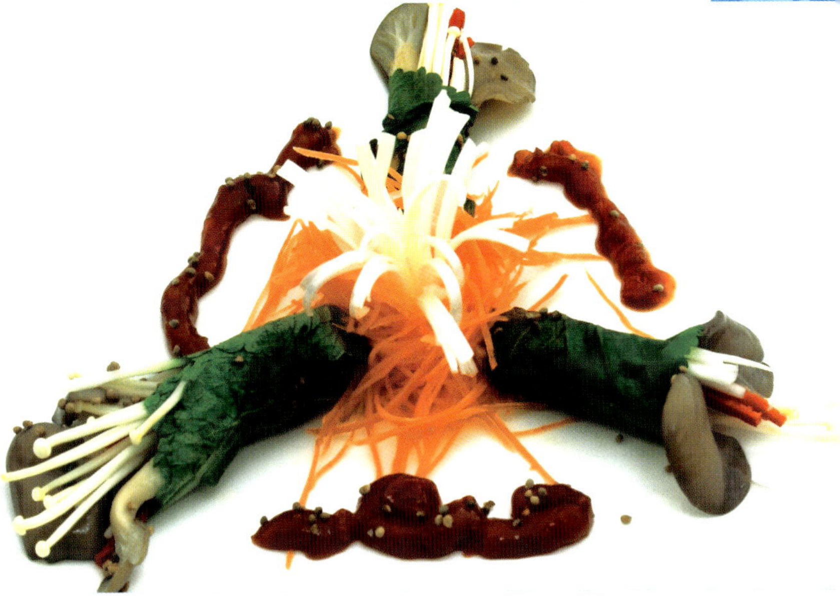

주재료(10인 기준) : 느타리버섯 150g, 팽이버섯 100g, 다홍고추 3개, 깻잎 40장, 대파 70g, 볶은 들깨 3g, 파슬리 20g
초회소스 : 청양고춧가루 20g, 식초 30㎖, 물엿 20g, 탄산수 40㎖, 까나리액젓 5㎖, 간장 10㎖, 참기름 5㎖, 레몬 1/4쪽, 설탕 20g, 마늘 8g, 후추 0.2g, 통깨 1g

만드는 순서

01 중간 크기의 느타리버섯을 골라 깨끗이 다듬은 뒤 소금을 넣은 끓는 물에 데쳐 얼음물에 식혀 물기를 빼고, 팽이버섯은 밑동을 자르고 깨끗이 씻어 물기를 뺀다.
02 깻잎은 끓는 물에 스치듯 데쳐 찬물에 식힌 후 바구니에 펼쳐 널어 물기를 뺀다.
03 대파는 흰 부분을 5㎝ 길이로 자른 다음 결대로 채치고, 다홍고추는 길게 반을 갈라 꼭지와 씨를 제거하고 가늘게 채 썬다.
04 초회소스를 준비한다. 마늘은 곱게 다지고 레몬은 즙을 짠 다음 모든 재료를 잘 혼합하여 3시간 이상 숙성시킨 후 사용한다.
05 넓은 접시에 깻잎 2장을 펴서 깔고 그 위에 느타리버섯과 파채, 다홍고추, 팽이버섯을 조금씩 올리고 초회소스를 바르듯이 뿌린 후 볶은 들깨를 약간씩 뿌려 동그랗게 말아 개개의 접시에 모양 있게 담고 파슬리로 장식한다.

겨울에도 잘 자라는 『팽이버섯』

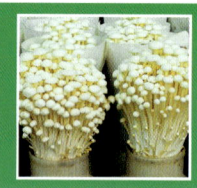

팽이는 원래 버섯 중 가장 낮은 온도에서 자라 겨울버섯(winter mushroom)으로 불린다. 팽나무에서 주로 발생해 팽나무버섯으로도 부르지만 팽이로 널리 이름이 알려졌다.

야생 팽이는 갓이 크고 황갈색이며 버섯대(stipe)가 짧다. 반면 인공재배된 팽이버섯은 갓이 작고 대가 길며 흰색의 콩나물형이다.

팽이버섯을 포함해 버섯은 '숲 속의 고기'라고 할 정도로 단백질 함유량이 2%로 높은 편이다. 채소만 먹다보면 단백질이 부족하고 고기가 먹고 싶을 때가 있는데 버섯은 훌륭한 단백질 공급원이기 때문에 버섯을 간장에 졸여 먹으면 고기맛과 질감을 낼 수 있다. 팽이버섯을 자주 먹으면 혈중 콜레스테롤을 감소시키며 간장·위장병 예방에 좋다. 게다가 우리나라에선 아주 위생적으로 대량생산되면서 가격도 싸서 부담없이 쉽게 즐길 수 있다.

가격이 싸서 홀대하는 이도 있지만 팽이버섯은 맛과 향이 뛰어나고 인체의 주요 영양원이 되는 아미노산, 비타민, 효소 등이 풍부하게 함유되어 있으며 항암작용에 탁월한 효과가 있다. 또 신체 면역체계를 자극하여 각종 바이러스 감염으로부터 보호하며 암의 발생도 억제한다.

팽이버섯에 강력한 항암작용물질이 있다는 의학계 연구결과가 나옴으로써 암 환자 또는 암 발병 가능성이 있는 사람들에게 좋은 음식으로 알려지고 있으며 일본에선 1945년부터 상업적 생산이 시작됐고 우리나라에선 1980년대 후반부터 본격적으로 재배하게 되었다.

팽이를 이용한 버섯요리

Part 05

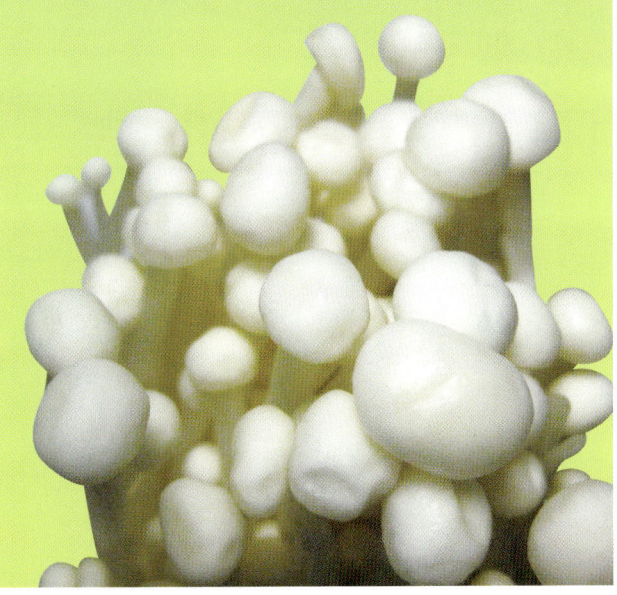

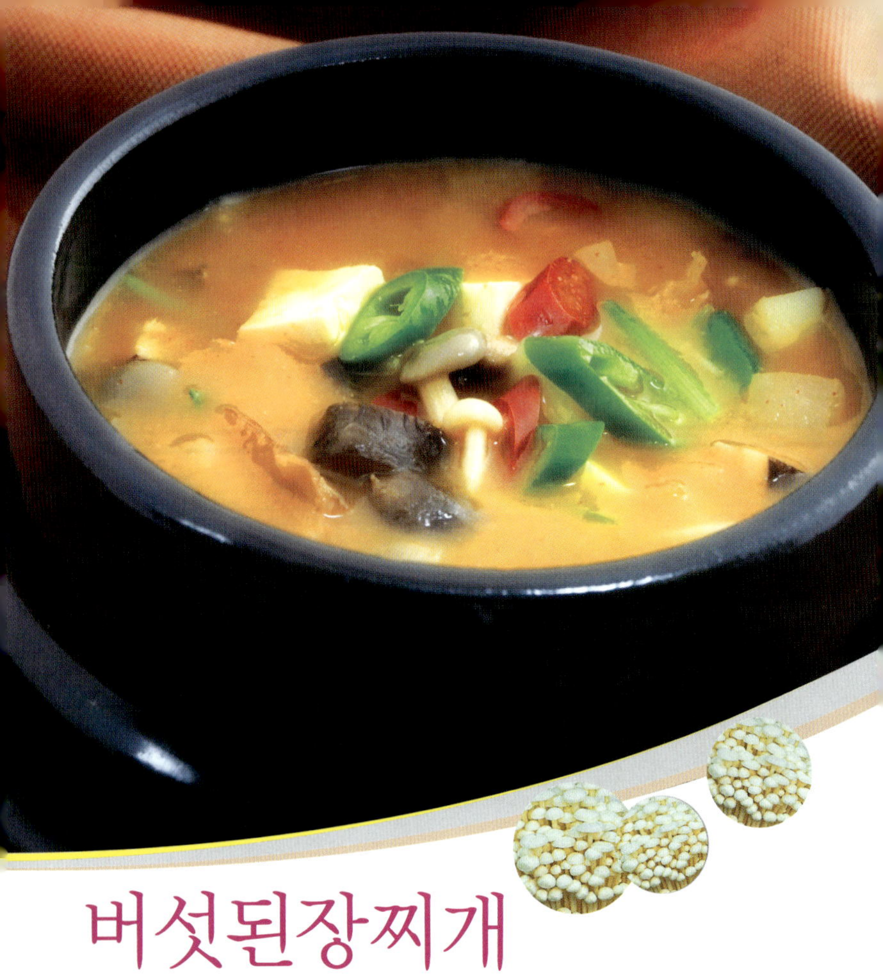

버섯된장찌개

 주재료(4인 기준)

팽이버섯 40g, 표고버섯 40g, 느타리버섯 40g, 양송이버섯 40g, 양파 20g, 감자 40g, 무 20g, 호박 40g, 두부 40g, 쇠고기 40g, 풋고추 20g, 홍고추 20g, 대파 40g, 쪽파 20g, 고춧가루 2g, 찹쌀가루 10g

- 다시마육수 : 물 1ℓ, 다시마 10g   • 멸치육수 : 다시마육수 1ℓ, 멸치 10g
- 된장육수 : 멸치육수 1ℓ, 된장 45g, 고추장 15g, 생강 2g, 마늘 15g

만드는 순서

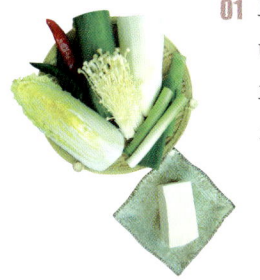

01 모든 버섯과 야채를 깨끗이 다듬어 씻은 후 물기를 뺀다. 표고버섯과 양송이버섯은 1×1㎝로 썰고, 팽이버섯과 느타리버섯은 밑동을 다듬고 느타리버섯 굵은 것은 길이대로 찢어 놓는다.

02 두부는 1㎝ 두께로 썰어 부서지지 않도록 프라이팬에 지진 후 1㎝ 정방형으로 썰어 놓는다. 호박과 감자는 두부와 같은 크기로 썰고, 감자는 색이 변하지 않도록 찬물에 담가 놓는다.

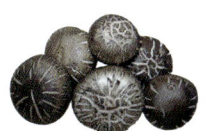

03 고추와 대파는 1㎝ 길이로 썰고, 무와 양파는 팥알 크기로 썬다. 쇠고기는 1×1㎝로 잘라 얇게 썰고, 쪽파는 2~3㎝ 길이로 잘라 놓는다.

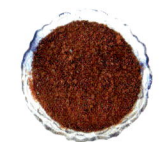

04 바닥이 두터운 냄비나 뚝배기에 된장육수를 끓이면서 찹쌀가루를 냉수에 풀어 넣고, 쇠고기와 야채를 딱딱한 순으로 넣으며 끓이다가 70% 정도 끓었을 때 고추와 호박, 대파를 넣고 90%에서 팽이버섯과 쪽파를 얹어 완성한다.

 ## 치매를 개선하는 팽이버섯

팽이버섯은 저공해 식품으로 맛이 담백하고 향이 독특하며 항암작용과 성인병 예방 효과가 탁월한 건강 장수 식품으로 각광받고 있다. 특히 팽이버섯에는 두뇌 개발에 좋은 성분이 함유되어 있어서 성장기 어린이나 수험생, 치매 환자에게 좋은 것으로 알려져 있다. 비타민 B가 다량 함유된 팽이버섯은 피로회복 및 스트레스 해소에도 좋으며 팽이버섯의 식이섬유소는 육류 섭취로 인한 콜레스테롤 수치를 떨어뜨려 주는 효과가 있어서 육류를 즐겨 먹는 현대인들에게 매우 효과적인 식품이라고 하겠다.

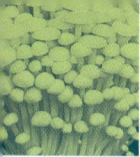

팽이버섯 장아찌

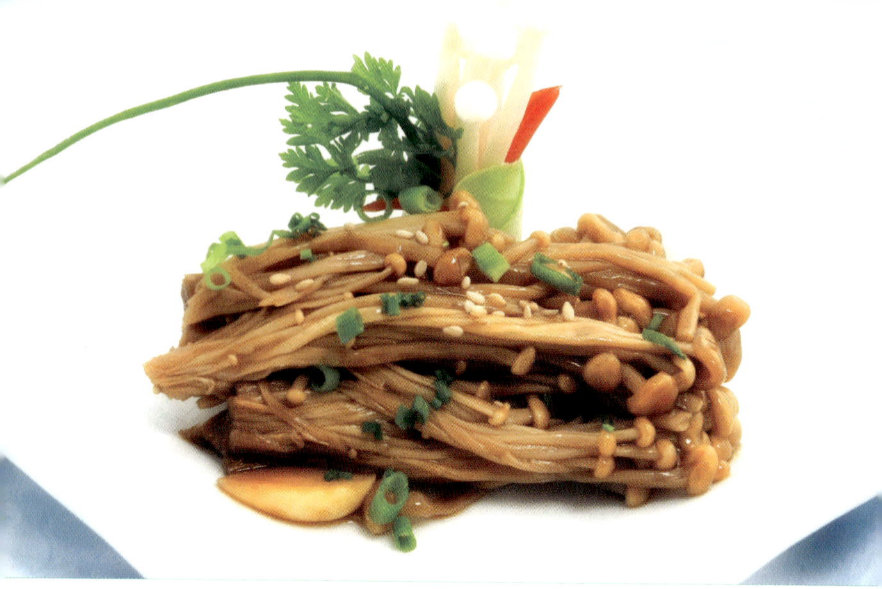

주재료(2인 기준): 팽이버섯 4봉지(400g), 진간장 200㎖, 물 100㎖, 다시마(8×8㎝) 1장, 마늘 10g, 생강 6g, 물엿 50g, 여분의 물
고명: 깨소금, 다진 파

만드는 순서

01 팽이버섯의 밑동을 자르고 봉지(100g)당 10개 정도로 가닥을 갈라 놓는다.
02 생강과 마늘은 얇게 저며 놓는다.
03 냄비에 여분의 물을 붓고 팔팔 끓어오르면 팽이버섯을 한 다발씩 넣고 스치듯 데쳐 내어 물기를 뺀다.
04 냄비에 진간장, 다시마, 생강, 마늘, 물엿, 물을 넣고 팔팔 끓인 후 완전히 식혀 놓는다.
05 데친 팽이버섯을 폭이 넓지 않은 용기에 담고, 달인 간장을 부어 하루 정도 숙성시킨 후 먹을 양만큼씩 접시에 담고 깨소금과 다진 파를 고명으로 뿌린다.

팽이버섯냉국

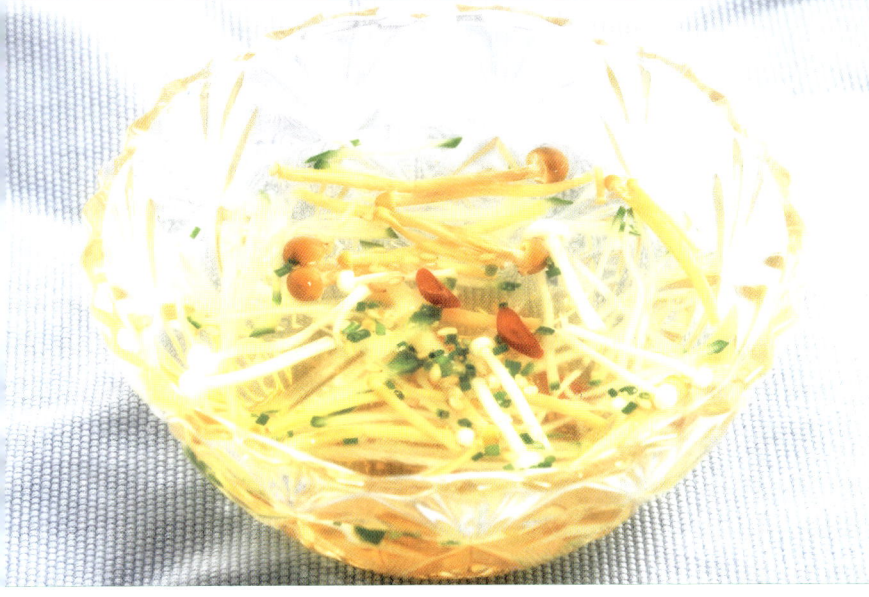

주재료(4인 기준): 오이 1개, 팽이버섯 100g, 황금팽이버섯 20g, 실파 2뿌리, 다홍고추 1/2개

냉국육수: 멸치 20g, 다시마(10×10㎝) 1장, 물 1ℓ, 국간장 15㎖, 설탕 20g, 식초 30㎖, 소금, 통깨 약간

만드는 순서

01 오이는 소금으로 문질러 돌기를 제거한 후 가늘게 채 썰고, 팽이버섯과 황금팽이버섯은 밑동을 충분히 잘라 내고 깨끗이 씻어 놓는다.

02 홍고추는 어슷썰기 한 후 찬물에 씻어 씨를 털어 내고, 실파는 송송 썰어 놓는다.

03 멸치는 내장을 제거하고 마른 팬에 볶아 비린내를 제거한다.

04 냉국육수 - 다시마는 미리 찬물에 담가 맛을 우린 후 불에 올려 끓기 시작하면 곧바로 다시마를 건져 내고 불을 약하게 조절한 상태에서 볶은 멸치를 넣고 15분 정도 은근히 끓인다. 육수에 맛이 우러나면 고운 체에 걸러 차게 식힌 후 간장, 소금, 설탕, 식초로 간을 맞춘다.

05 개의 그릇에 오이채, 팽이버섯, 황금버섯을 적당히 담고 냉국육수를 붓는다.

06 송송 썬 실파와 통깨, 다홍고추를 고명으로 얹어 낸다.

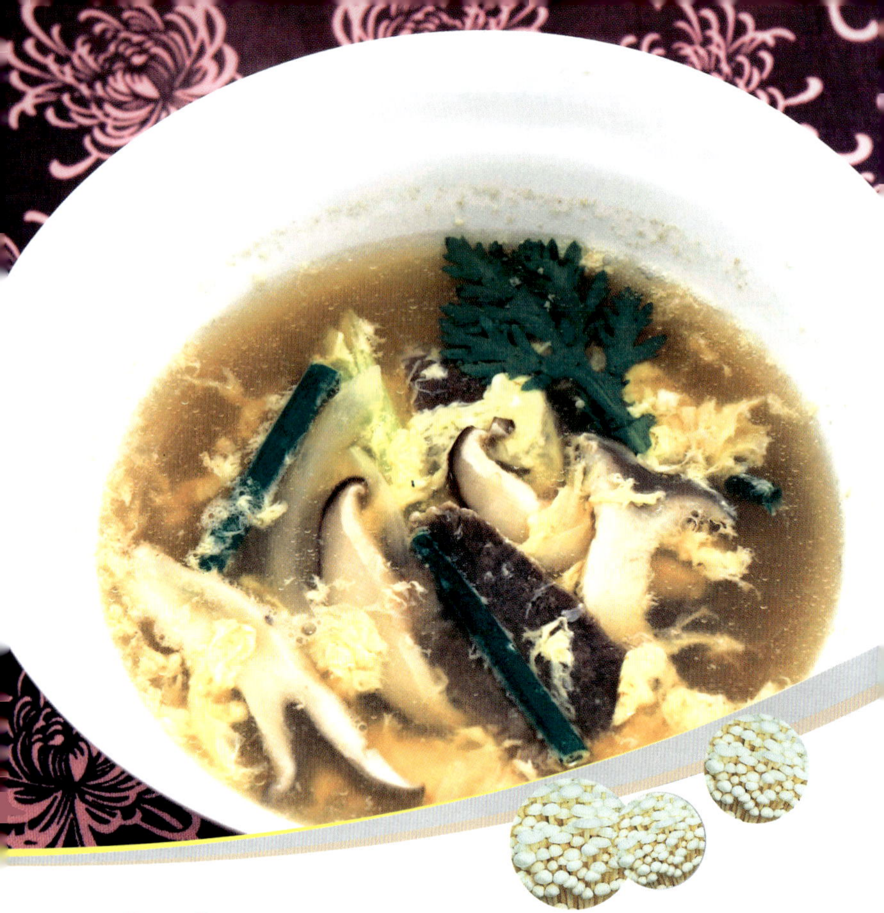

버섯국

 주재료(5인 기준)

쇠고기 100g, 생표고버섯 3개, 느타리버섯 50g, 양파 50g, 팽이버섯 100g, 달걀 2개, 대파 30g, 마늘 15g, 국간장, 참기름, 후추 약간

- 쇠고기양념 : 국간장 5㎖, 다진 마늘 5g, 참기름 5㎖, 후추 약간
- 가다랭이 육수 : 다시마 15g, 가다랭이포 5g, 물 1.5ℓ

만드는 순서

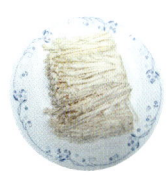

01 쇠고기를 나박썰기로 얄팍하게 썰어 분량의 쇠고기양념을 넣고 무쳐 놓는다.
02 모든 버섯을 깨끗이 씻어 물기를 말린 후 표고버섯은 채로 썰고, 느타리버섯은 길이대로 찢어 놓고, 팽이버섯은 밑동을 잘라 내고 가닥을 떼어 놓는다.
03 양파는 결대로 곱게 채 썰고 대파는 어슷하게 썬다.
04 팬에 참기름을 두르고 열을 가한 다음 양념에 무친 쇠고기를 볶다가 가다랭이 육수를 붓고 푹 끓인다.
05 육수를 붓고 끓이다가 고기 맛이 우러나면 표고버섯과 느타리버섯을 넣고 끓이다가 양파와 대파를 넣고 버섯이 충분히 익으면 팽이버섯과 다진 마늘을 넣고 끓이면서 국간장과 후춧가루로 맛을 내고 달걀을 풀어 넣고 곧바로 개개의 접시에 담는다.

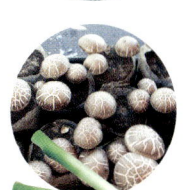

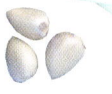

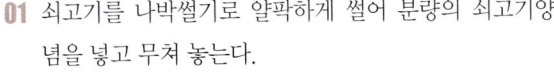 맛 & 멋내기

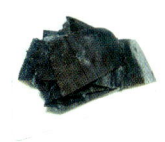

- 가다랭이 육수 내기 : 다시마는 미리 찬물에 담가 맛을 우린 후에 불에 올려 끓기 시작하면 곧바로 다시마를 건져 내고 불을 끈 상태에서 가다랭이포를 넣고 15분 정도 그대로 두었다가 고운 체에 거른다.
- 육수를 낼 때 가다랭이포를 처음부터 넣고 끓이면 국물이 탁해질 뿐만 아니라 맛이 떨어지므로 주의해야 한다.

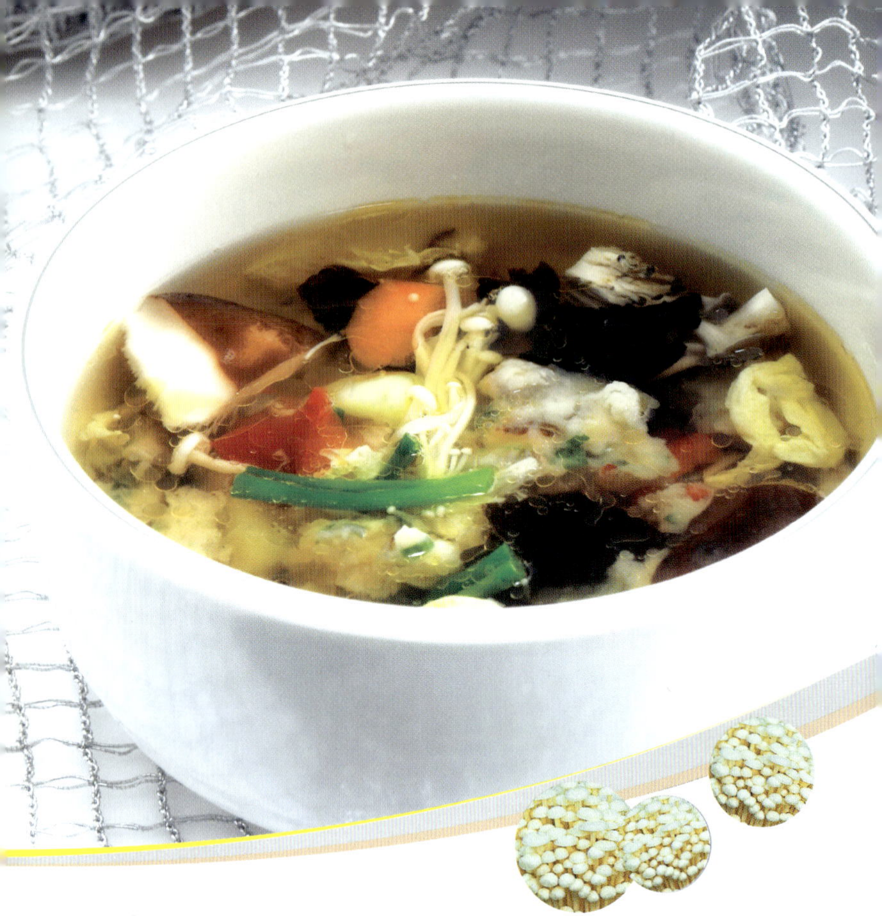

버섯수제비

 주재료(4인 기준)

팽이버섯 100g, 표고버섯 60g, 목이버섯 40g, 당근 50g, 실파 2뿌리, 달걀 1개

- 수제비 반죽 : 밀가루 400g, 풋고추 1개, 다홍고추 1개, 소금 2g, 물 200㎖
- 멸치육수 : 멸치 20g, 다시마(10×10㎝) 2장, 물 1ℓ, 다진 마늘 15g, 국간장 15㎖, 소금, 참기름

만드는 순서

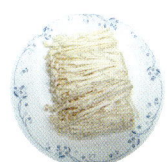

01 목이버섯은 불려서 한 잎씩 손으로 뜯어 놓고, 표고버섯은 은행잎 모양으로 썰고, 팽이버섯은 밑동을 잘라내고 깨끗이 씻어 물기를 뺀다. 당근은 반을 갈라 어슷 썰고, 실파는 5㎝ 길이로 잘라 놓는다.

02 풋고추와 다홍고추는 반을 갈라 꼭지와 씨를 뺀 후 고명용으로 한 조각씩 남겨 놓고 나머지는 쌀알 크기로 다져 놓는다.

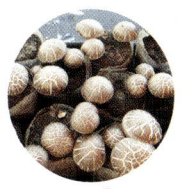

03 멸치는 내장을 제거하고 마른 팬에 볶아 비린내를 제거한다.

04 육수에 당근, 표고버섯, 목이버섯을 넣고 끓이면서 반죽을 한입 크기로 얇게 떼어 넣고 반죽이 떠오를 때까지 뚜껑을 덮고 끓인 후 팽이버섯과 실파를 넣고 다진 마늘과 소금, 후추로 간을 맞춘다.

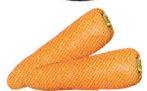

05 마지막에 달걀을 풀어 넣고 불을 끈 상태에서 1분 정도 그대로 두었다가 약간의 참기름을 둘러 개개의 그릇에 담고 청, 홍고추로 고명을 한다.

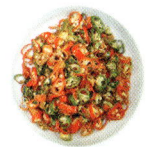

TIP 맛 & 멋내기

- 수제비 반죽 : 밀가루에 소금과 다져 놓은 청, 홍고추를 섞은 후 찬물을 붓고 힘 있게 치대며 반죽한 다음 랩이나 촉촉한 거즈로 싸서 냉장고에 넣고 20분쯤 숙성시킨다.
- 멸치육수 만들기 : 다시마는 미리 찬물에 담가 맛을 우린 후 불에 올려 끓기 시작하면 곧바로 다시마를 건져내고 불을 약하게 조절한 상태에서 볶은 멸치를 넣고 15분 정도 은근히 끓인 후 고운 체에 걸러 간장으로 빛깔을 낸다.

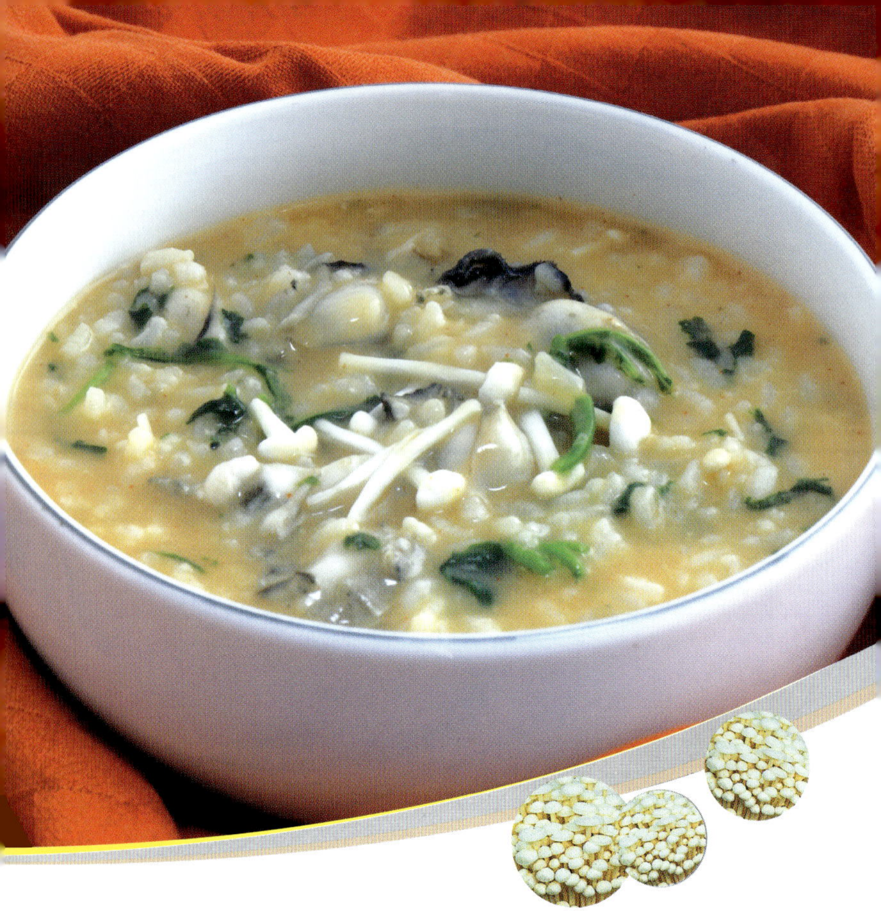

팽이버섯된장국죽

 주재료(1인 기준)

불린 쌀 100g, 굴 100g, 팽이버섯 100g, 아욱 100g, 실파 20g, 참기름 15㎖, 여분의 소금

- **된장육수** : 된장 30g, 고추장 10g, 멸치육수 또는 물 1ℓ, 생강 2g, 마늘 5g

만드는 순서

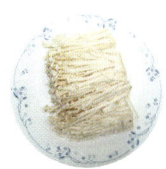

01 쌀은 냉수에 씻어 냉장고에 넣은 채로 30분 정도 불려 놓는다.

02 아욱은 여분의 소금을 뿌려 잠시 두었다가 찬물에 담가 바락바락 주물러 씻어 푸른 물을 빼낸 후 물기를 꼭 짜서 3cm 길이로 잘라 놓는다.

03 팽이버섯은 밑동을 잘라 깨끗이 씻은 후 물기를 뺀다.

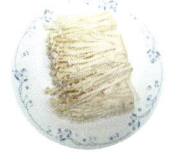

04 실파는 3cm 정도 길이로 잘라 놓는다.

05 굴은 껍질을 골라내고 흐르는 물에 깨끗이 씻은 후 체에 받쳐 물기를 뺀다.

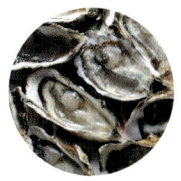

06 바닥이 두꺼운 냄비에 참기름을 두르고 불린 쌀을 넣고 쌀알이 투명해지도록 볶아졌을 때 된장육수를 붓고 끓인다.

07 죽이 70% 정도 완성되었을 때 준비한 아욱을 넣고 끓이다가 90% 정도 되었을 때 굴과 실파, 팽이버섯을 넣고 한소끔 더 끓여 완성한다.

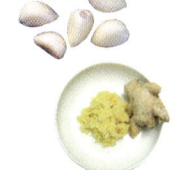

TIP 맛 & 멋내기

- 된장육수 : 된장과 고추장을 분량의 물에 풀어 넣고 생강과 마늘을 곱게 다져 넣은 다음 중불에서 거품을 걷어 내며 충분히 끓여 장국을 만들어 놓는다.
- 된장육수를 만들 때 거품을 걷어 내지 않으면 떫은맛이 난다. 또한 굴은 너무 오래 익히면 맛과 향이 떨어지므로 죽이 거의 완성되었을 때 넣는 것이 좋다.

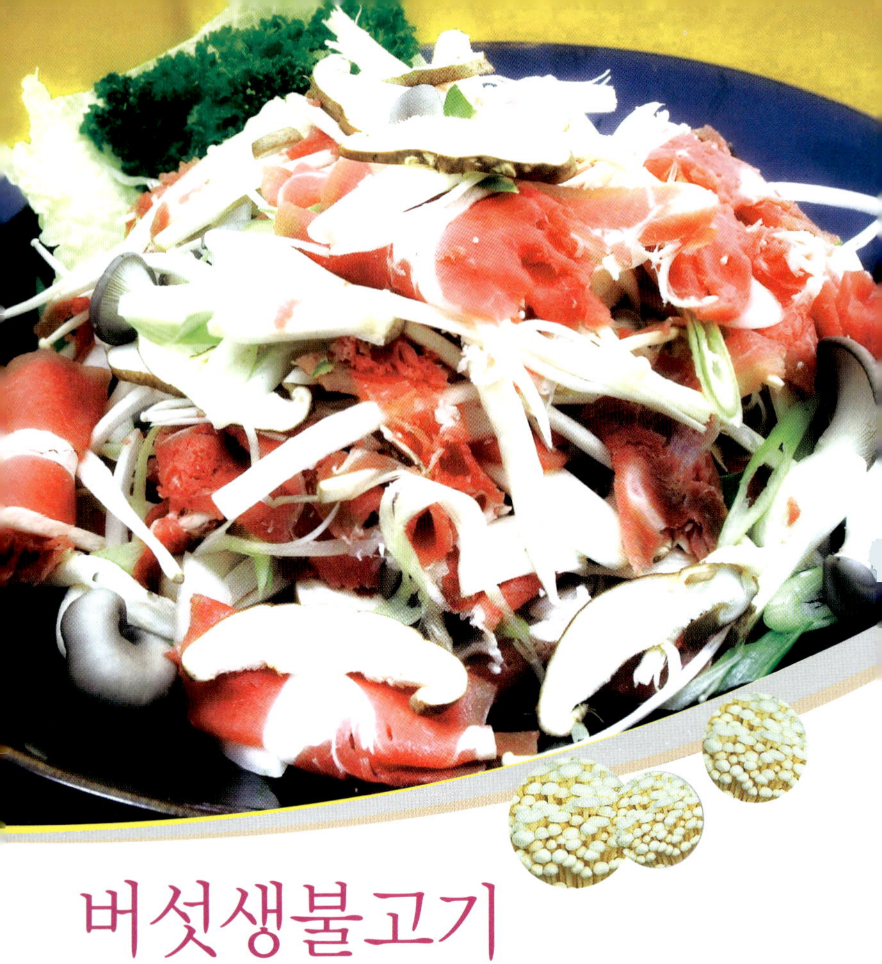

버섯생불고기

 주재료(2인 기준)

생불고기소스 500㎖, 쇠고기(목심) 360g, 대파 50g, 양파 50g, 팽이버섯 100g, 느타리버섯 70g, 양송이버섯 70g, 새송이버섯 40g, 표고버섯 40g, 다진 마늘 10g, 참기름 15㎖, 당면 20g

- 소스 : 진간장 72㎖, 물엿 15g, 대파 10g, 양파 45g, 마늘 7g, 배 86g, 황설탕 18g, 백설탕 15g, 후추 약간, 물 430㎖

만드는 순서

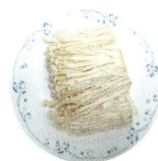

01 쇠고기목심은 1~1.5㎜ 두께로 얇게 썬다.
02 모든 버섯은 깨끗이 손질하고 씻어 물기를 말린 후 표고버섯과 새송이버섯, 양송이버섯은 얇게 썰고, 느타리버섯은 가늘게 찢고, 팽이버섯은 밑동을 잘라 놓는다.

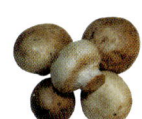

03 대파는 푸른 잎을 떼어 내고 흰 줄기 부분을 얇게 어슷썰기 하고, 양파는 반을 잘라 결대로 슬라이스하고, 마늘은 곱게 다져 놓는다.
04 당면은 미리 물에 담가 불려 놓는다.
05 가능한 즉석에서 가열기구를 이용해 불고기소스를 냄비에 담아 끓이면서 불린 당면과 준비한 버섯, 쇠고기, 파, 양파, 마늘, 참기름을 골고루 넣고 익는 대로 건져 먹은 뒤 남은 소스는 밥을 넣고 비비거나 굵은 면 사리를 넣고 비벼 먹으면 좋다.

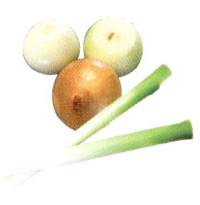

TIP 맛 & 멋내기

[소스 만들기]

1. 양파와 대파, 마늘, 배를 깨끗이 씻어 껍질과 씨를 제거하고 불규칙하게 잘게 썬 후 모두 한군데 섞어 믹서에 조금씩 넣으며 곱게 갈아 놓는다.
2. 가능한 큰 냄비(끓어 넘치는 것을 방지하기 위하여)에 물과 간장, 물엿을 넣고 잠시 끓이다가 향신채 간 것과 설탕, 후추를 넣고 끓어 넘치지 않도록 중불에서 가끔 저어주면서 10분 정도 끓여 식혀 놓는다.

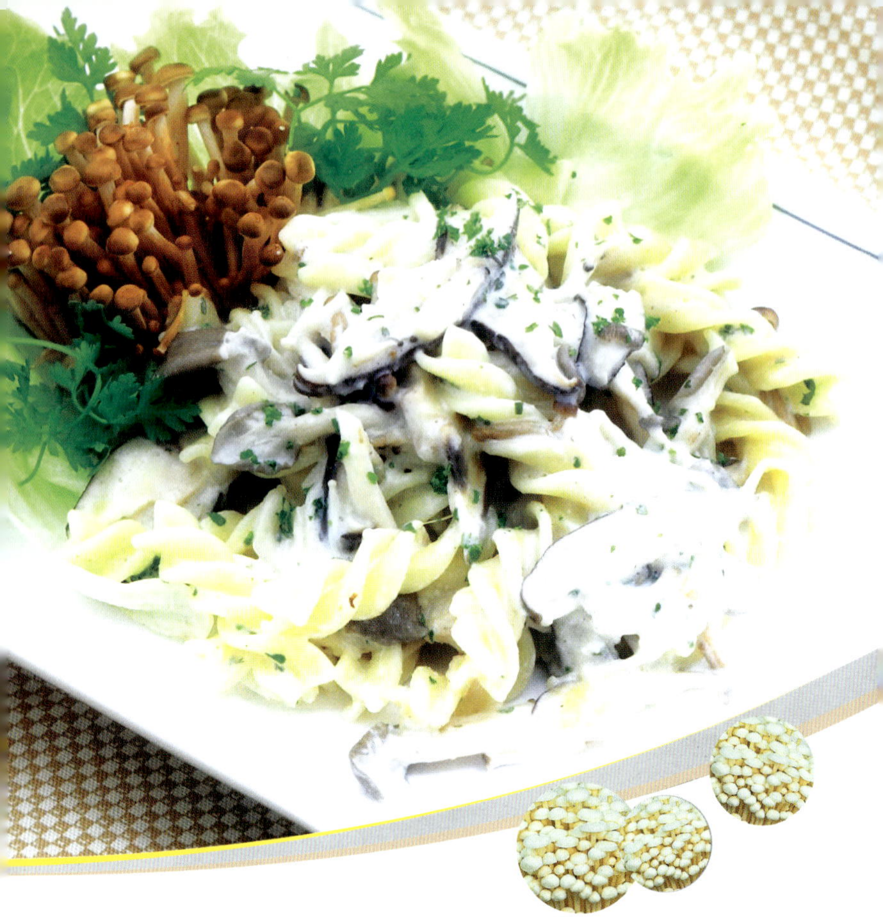

버섯크림파스타

 주재료(4인 기준)

팽이버섯 100g, 표고버섯 100g, 애느타리버섯 100g, 버터 25g, 타임 2g, 마조람 3g, 오리가노 3g, 파슬리 10g, 마늘 20g, 푸실리 350g, 생크림 270㎖, 백포도주 20㎖, 올리브유 80㎖, 후추 1g, 소금

만드는 순서

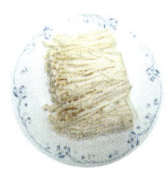

01 모든 버섯을 밑동을 다듬고 깨끗이 씻어 물기를 말린 다음 표고버섯은 얇게 슬라이스하고 애느타리버섯과 팽이버섯은 그대로 둔다.

02 타임, 마조람, 오리가노는 깨끗이 씻어 물기를 뺀 후 잎을 떼어 다져 놓고, 파슬리는 곱게 다진 후 거즈에 싸서 녹즙을 짜낸다.

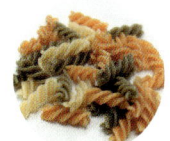

03 마늘은 곱게 다져 놓는다.

04 프라이팬에 올리브유를 두르고 약한 불에서 얇게 슬라이스한 표고버섯과 애느타리버섯을 넣고 볶다가 다진 마늘과 허브(타임, 마조람, 오리가노)를 넣고 10분 정도 충분히 볶는다.

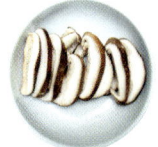

05 백포도주와 생크림을 순서대로 넣고 걸쭉한 농도가 나도록 조리다가 팽이버섯과 삶은 푸실리 면을 넣고 버무리듯 볶는다.

06 소금과 후추로 간하고 올리브유와 버터를 조금씩 넣고 부드럽게 한 다음 다진 파슬리를 섞어 접시에 담는다.

 맛 & 멋내기

- 푸실리 면 삶기 : 물 2ℓ에 소금 2큰술을 넣고 팔팔 끓기 시작하면 푸실리 면을 넣고 7~8분 정도 또는 부드러워질 때까지 삶아 건져 물기를 뺀다.

버섯밥전

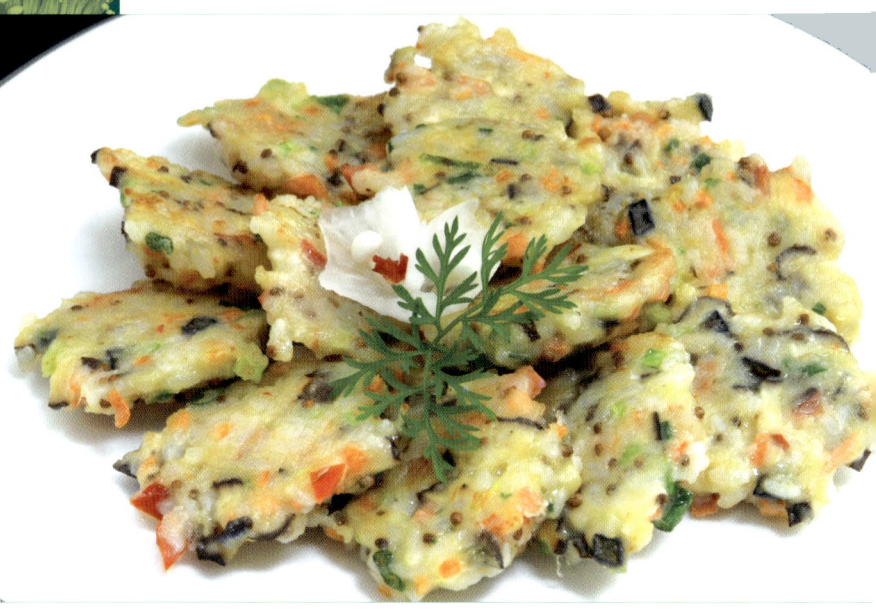

주재료(2인 기준): 밥 500g, 당근 50g, 팽이버섯 50g, 만가닥버섯 50g, 청고추 1개, 홍고추 1개, 달걀 3개, 부침가루 1/2컵, 들깨 2큰술, 소금 약간, 식용유 5큰술
초간장: 간장 15㎖, 설탕 12g, 식초 15㎖, 육수 15㎖, 소금, 후추 약간

만드는 순서

01 당근과 밑동을 다듬은 만가닥버섯, 팽이버섯은 깨끗이 씻어서 팥알 크기로 썰어 놓고 청고추와 홍고추도 씨를 빼고 버섯과 같은 크기로 썬다.
02 초간장은 분량의 재료를 모두 섞어 초간장을 만들어 놓는다.
03 부침가루에 달걀을 풀어 넣고 잘 섞은 다음 밥과 들깨, 준비된 야채와 버섯을 모두 넣고 고루 반죽한다.
04 기름을 두른 팬에 만들어진 반죽을 한 수저씩 떠서 놓고 동그랗게 펴서 양면을 노릇노릇하게 지져 접시에 담고 무꽃과 파슬리로 장식한다. 초간장은 별도로 담아 곁들인다.

팽이버섯 회무침

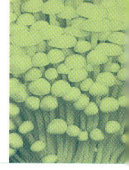

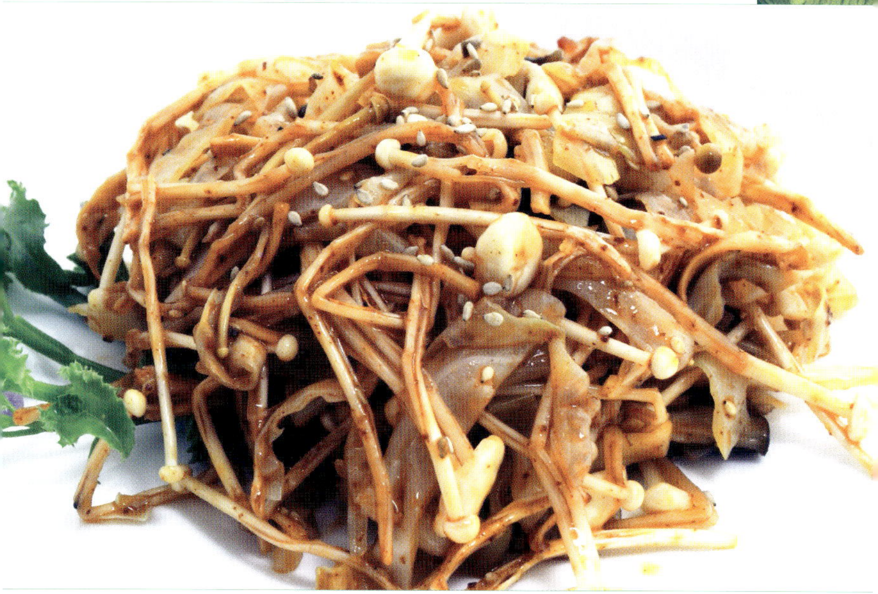

주재료(2인 기준): 팽이버섯 100g, 애느타리버섯 100g, 양배추 60g, 유채꽃 또는 치커리 30g
소스: 고추장 40g, 물엿 20g, 설탕 15g, 고운 고춧가루 5g, 다진 마늘 10g, 식초 20㎖, 매실즙 15㎖, 통깨 1g

만드는 순서

01 밑동을 자르고 깨끗이 씻은 애느타리버섯은 끓는 물에 데친 후 가닥을 떼어 물기를 짜고, 팽이버섯은 밑동을 자르고 깨끗이 씻어 물기를 말린다.
02 양배추 잎은 데쳐서 5㎝×0.5㎝ 크기로 썰어서 준비하고, 유채꽃은 물에 담가 신선도를 유지시킨다.
03 소스를 만든다. 마늘은 곱게 다지고 매실은 즙을 짠 다음 모든 재료를 잘 혼합하여 30분 이상 숙성시킨 후 사용한다.
04 애느타리버섯과 양배추를 섞어 소스를 넣고 고루 버무린 다음 팽이버섯은 나중에 넣고 가볍게 무쳐 부서지지 않도록 한다.
05 넓은 접시에 유채꽃을 깔고 그 위에 버섯 회무침을 소복하게 담은 다음 통깨를 고명으로 뿌려 제공한다.

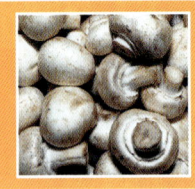

서양인의 송이에 해당하는 『양송이』

양송이는 표고·풀버섯과 함께 세계적으로 가장 많이 재배하는 3대 재배 버섯의 하나다. 여름과 가을철 잔디밭이나 퇴비더미 주위에 무리지어 발생하는데, 한국을 비롯한 동아시아·유럽·북미·호주 등에 분포한다.

양송이의 재배는 17세기 말 프랑스에서 시작됐는데, 근대적인 재배는 1890년 순수 배양한 종균의 제조에 성공하면서부터다. 처음에는 프랑스의 독점적 사업이었으나 점차 유럽과 미국 등지로 확산됐다. 현재 미국·프랑스·태국·영국의 순으로 생산량이 많고 네덜란드와 우리나라도 생산량이 많으며 재배품종은 백색종·갈색종·크림종의 3종이 있다.

양송이는 단백질·탄수화물·칼슘·인·철·비타민 등의 영양소를 고루 함유하고 있는데, 특히 비타민 D와 타이로시나제·엽산·전분이 함유돼 혈압·당뇨·빈혈에 효과가 있다. 버섯의 식용 가치는 단백질 함유량으로도 판단하는데, 양송이는 필수아미노산의 함량이 육류나 다른 채소보다 높다. 이 때문에 표고·느타리와 함께 대표적인 저열량 고단백식품으로 인정받고 있다. 또 양송이에 많은 비타민 B는 요즘처럼 자외선이 강한 날씨에 거칠어진 피부를 좋게 한다. 또한 면역기능을 활성화시켜 암세포의 활동을 억제하는 베타글루칸이 풍부하고, 특히 비타민 B가 버섯 중에 가장 많아 양송이버섯 5~6개면 하루 필요량을 보충할 수 있다.

맛이 달고 성질이 순한 양송이버섯은 소화를 돕고 정신을 맑게 하며 고혈압을 예방, 치료한다.

양송이를 이용한 버섯요리

Part 06

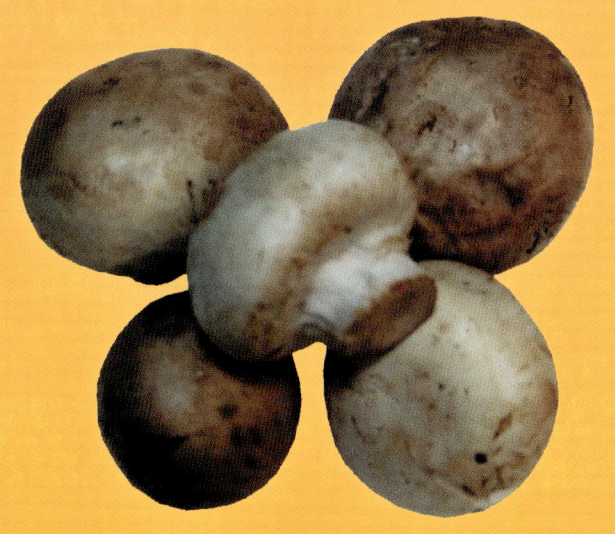

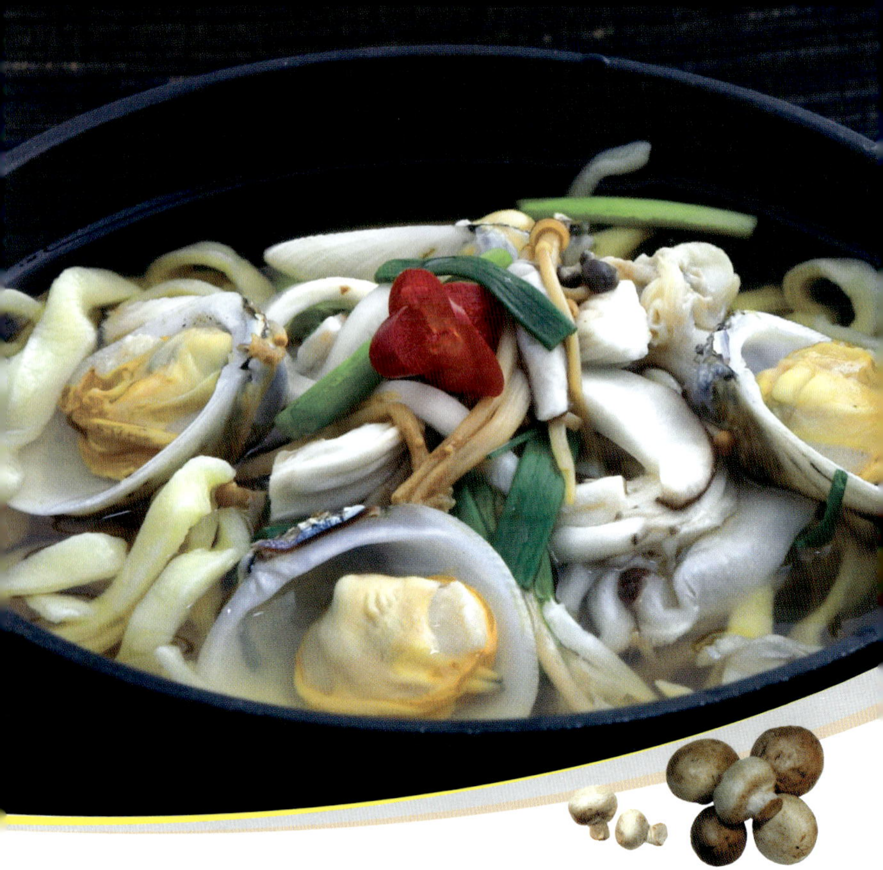

버섯칼국수

 주재료(4인 기준)

밀가루(강력) 200g, 양송이버섯 50g, 소금 3g, 달걀 1개, 물 40㎖, 여분의 밀가루, 고명(느타리버섯 40g, 팽이버섯 50g, 표고버섯 40g, 실파 20g, 마늘 10g, 참기름 15㎖, 깨, 소금)

- 조개육수 : 모시조개 100g, 바지락 100g, 대파 20g, 셀러리 30g, 파슬리 줄기 5g, 월계수 1잎, 물 3ℓ • 양념간장 : 간장 50㎖, 다진 마늘 10g, 다진 청양고추 10g, 깨소금 1작은술, 고춧가루 1작은술

만드는 순서

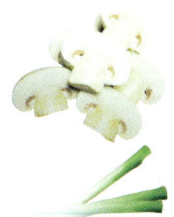
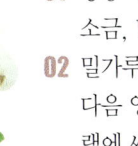

01 양송이버섯을 깨끗이 씻어 물기를 말린 후 믹서에 넣고 소금, 달걀, 물을 첨가해서 곱게 갈아 퓨레를 만든다.

02 밀가루를 믹싱볼에 담고 가운데를 우물 모양으로 만든 다음 양송이퓨레를 넣고 힘있게 치대며 반죽한 후 비닐랩에 싸서 냉장고에 넣고 20분 정도 휴지시킨다.

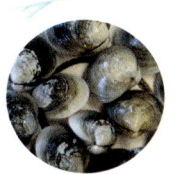

03 테이블 위에 여분의 밀가루를 솔솔 뿌리면서 반죽을 방망이로 1.5mm 두께로 얇게 편 다음 8cm 정도 넓이로 접어 가늘게 썰고, 달라붙지 않도록 여분의 가루를 묻혀 넓은 쟁반에 널어놓는다.

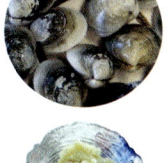

04 고명을 만든다. 모든 버섯을 깨끗이 씻어 물기를 말린 후 표고버섯은 5mm 간격으로 썰고, 느타리버섯은 잘게 찢고, 팽이버섯은 밑동을 자른 다음 소금을 넣은 끓는 물에 각각 데쳐 내어 물기를 짠다. 마늘은 다지고, 실파는 3cm 길이로 잘라 놓는다. 프라이팬에 참기름을 두르고 버섯을 넣고 볶다가 마늘, 파, 참기름, 깨, 소금을 넣고 골고루 맛이 들도록 잠시 더 볶은 뒤 따뜻하게 둔다.

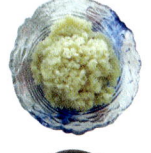

05 팔팔 끓는 조개육수에 칼국수를 넣고 거품이 날 정도로 끓어오르면 찬 육수를 반 컵 정도 부어 식히고 다시 거품이 일면 두 차례 더 반복한다.

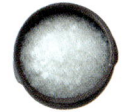

06 칼국수를 개개인 그릇에 담고 그 위에 만들어 둔 고명을 소복하게 올리고 둘레에 삶아 놓은 조개를 장식한다. 양념간장은 종지에 담아 별도로 제공한다.

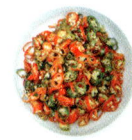

TIP 맛 & 멋내기

- 조개육수 : 조개를 소금물(3%)에 담가 하룻밤 해감을 토하게 하고 향신채는 거칠게 썰어놓는다. 적당한 용기에 조개와 찬물을 넣고 끓기 시작하면 불을 약하게 조절하고 거품을 걷어 낸 다음 향신채를 넣고 30분 정도 끓인 후 조개는 건져서 따로 두고 육수는 고운 체에 걸러 놓는다.

오미버섯죽

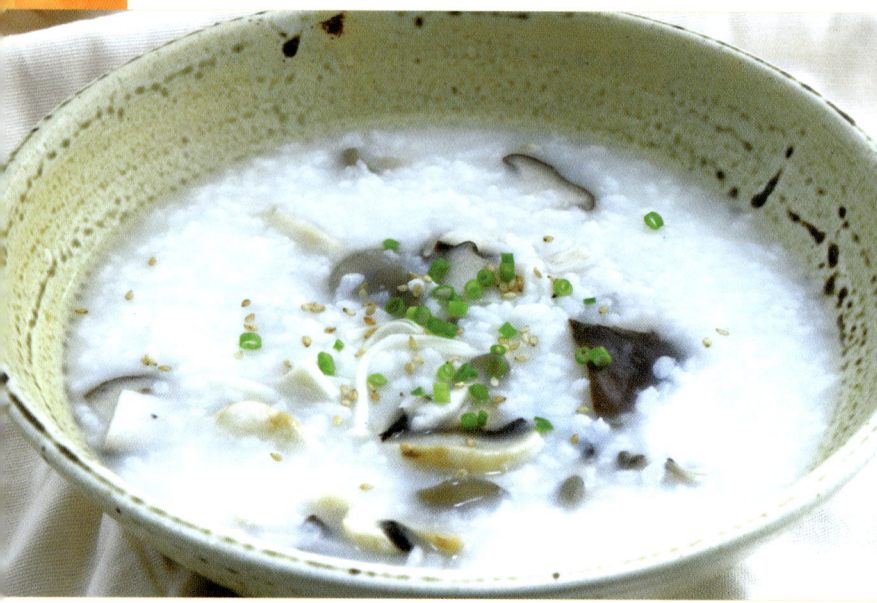

주재료(1인 기준): 불린 쌀 100g, 표고버섯 20g, 양송이버섯 20g, 느타리버섯 20g, 새송이버섯 20g, 팽이버섯 20g, 참기름 15㎖, 국간장 10㎖, 소금 약간, 다시마 10g, 물 1ℓ

만드는 순서

01 쌀은 찬물에 담가 30분 정도 불린 후 건져서 물기를 뺀다.
02 모든 버섯을 깨끗이 씻어 물기를 뺀 다음 느타리버섯과 팽이버섯은 밑동을 다듬고, 새송이버섯과 양송이버섯, 표고버섯은 널찍하게 편으로 썰어 놓는다.
03 다시마육수를 준비한다. 다시마 10g을 1ℓ(5컵)의 찬물에 3시간 정도 미리 담가 두었다가 중불에 올려 끓으려고 하면 바로 다시마를 건져 낸다.
04 바닥이 두터운 냄비에 참기름을 두르고 중불에서 쌀을 넣고 투명해질 때까지 볶다가 다시마육수를 3/4가량만 붓고 끓인다.
05 죽이 80% 정도 쑤어 졌을 때 준비해 둔 버섯을 넣고 나머지 다시마육수 1/4을 부어 쌀알이 충분히 퍼지도록 끓여서 완성한다.
06 죽을 먹기 직전에 간장과 소금으로 간하고 참기름을 떨어뜨려 제공한다.

양송이 필래프

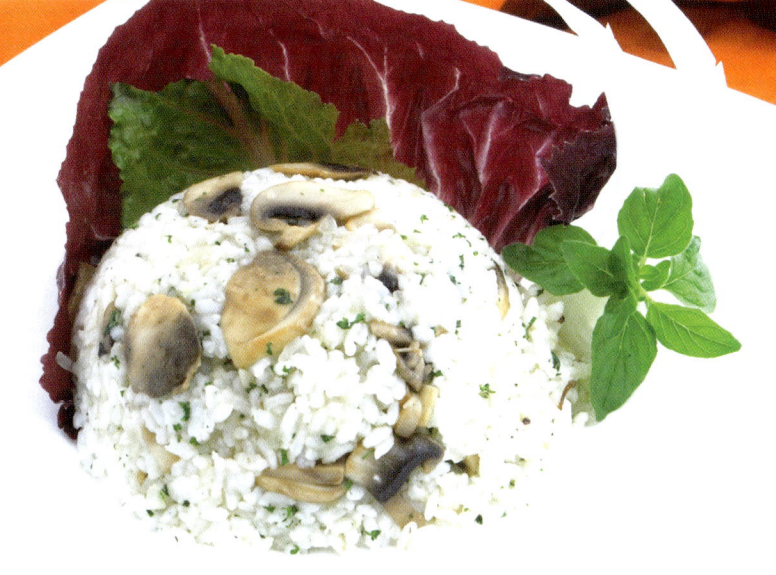

주재료(4인 기준): 식용유 30㎖, 양파 100g, 마늘 5g, 생강 5g, 버터 25g, 양송이버섯 175g, 쌀 225g, 물 450㎖, 다진 고수풀(Coriander) 1큰술, 소금

만드는 순서

01 쌀을 찬물에 담가 30분 정도 불린 후 물기를 뺀다.
02 양파는 쌀알 크기로 썰고, 마늘과 생강은 곱게 다져 놓는다.
03 양송이버섯은 반을 잘라 얇게 썰어 놓고, 고수풀은 잘게 다져 놓는다.
04 바닥이 두터운 냄비에 식용유를 두르고 달군 다음 양파, 마늘, 생강을 넣고 중간 불에서 향이 우러나도록 엷은 갈색이 나게 볶다가 버터와 양송이버섯을 넣고 2~3분 더 볶는다.
05 양송이버섯이 충분히 익으면 불린 쌀을 넣고 눌지 않도록 불을 약하게 조절하고 계속 저어주면서 2~3분 정도 볶다가 물과 약간의 소금을 넣고 뚜껑을 덮은 상태로 끓이다가 물이 자작해지면 불을 최대한 약하게 하여 10분 정도 뜸을 들인 후 불을 끄고 5분 정도 그대로 둔다.
06 완성된 양송이 필래프에 다진 고수풀을 섞어 접시에 담는다.

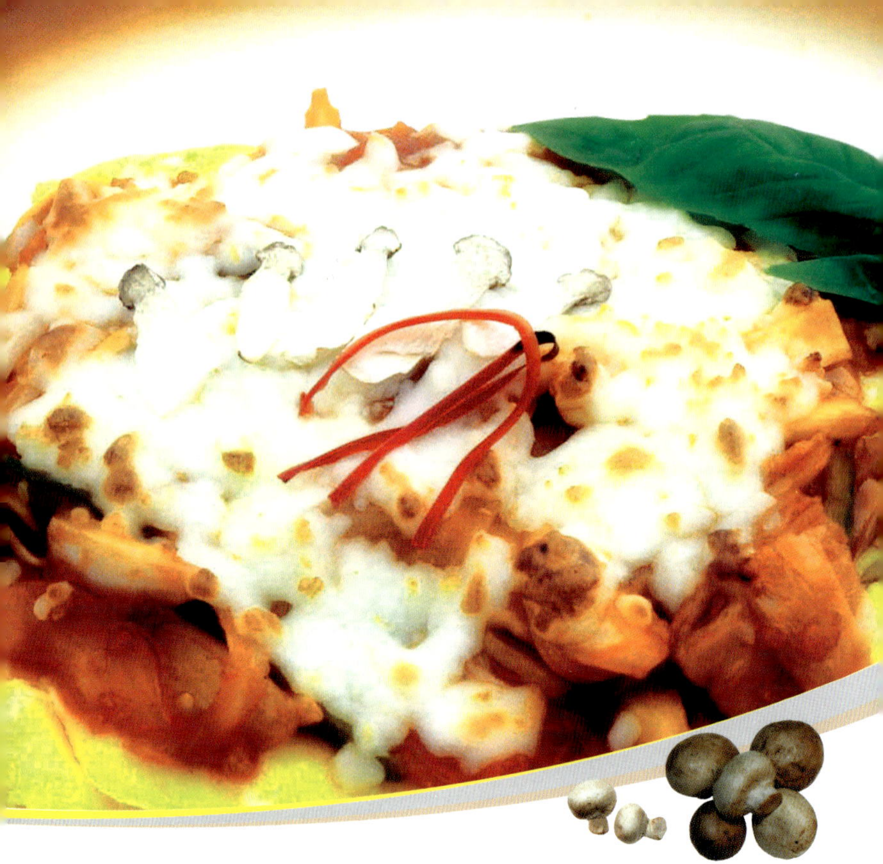

양송이 피자

 주재료(2인 기준)

달걀 4개, 버터 15g, 우유 45㎖, 소금, 후추 약간

- 소스 : 양파 10g, 청피망 10g, 베이컨 10g, 토마토 30g, 양송이버섯 10g, 케첩 1큰술, 파슬리 1줄기, 식용유 15㎖, 소금, 후추
- 토핑 : 양송이버섯 20g, 올리브 5알, 모차렐라치즈 200g, 파슬리 5g

만드는 순서

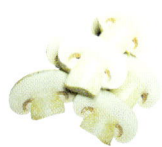

01 토마토는 팔팔 끓는 물에 잠깐 데쳐 껍질과 씨를 제거한 다음 잘게 채 썰어 놓는다.

02 양파와 피망은 가늘게 채 썰고 양송이버섯은 얇게 슬라이스한다.

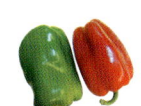
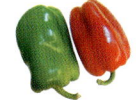

03 베이컨은 5mm 간격으로 썰고, 올리브는 얇게 슬라이스한다.

04 달걀을 깨뜨려 볼에 담고 우유를 섞은 다음 소금과 후추로 간을 하고 거품이 생기지 않도록 부드럽게 풀은 후 체에 걸러 놓는다.

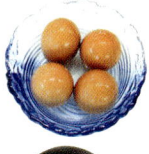

05 프라이팬에 버터를 녹여 거품 상태에서 불을 약하게 한 다음 달걀을 넣고 나무젓가락으로 재빠르게 잘 저어주면서 부드럽게 크림 상태가 되도록 한 후 둥글게 얇게 펴서 앞뒤로 익혀 접시에 담는다.

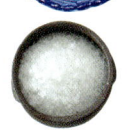

06 그 위에 소스를 고르게 펴 바른 다음 양송이버섯, 모차렐라치즈, 올리브를 차례로 토핑하고 사라만더에서 치즈가 녹아 노릇하게 되도록 구워 낸다. 다진 파슬리를 약간 뿌려 제공한다.

TIP 맛 & 멋내기

- 소스 만들기 : 팬에 식용유를 두르고 열을 가한 후 베이컨을 먼저 넣고 노릇하게 볶다가 양파, 양송이버섯, 피망, 토마토 순으로 넣고 볶으면서 소금, 후추로 간하고 케첩을 넣고 재빨리 걸쭉하게 끓여 소스를 만든다.
- 오븐에서 구울 경우 달걀이 너무 익지 않도록 오븐의 상단을 강하게, 하단을 약하게 조절하고 조절이 불가능한 오븐일 경우 접시를 두 장 정도 포개어 접시 바닥의 열을 감소시킨다.

식감과 영양학적 효능을 충족하는 이색 버섯들

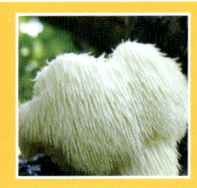

노루궁뎅이버섯은 노루의 꼬리를 닮았다고 해서 우리나라에서 지어진 이름인데, 다른 나라에선 원숭이머리버섯 또는 고슴도치버섯 등으로 불린다. 흰색이어서 눈에 잘 띄긴 하지만 송이만큼이나 워낙 귀해 야산에서 이 버섯을 채취하게 되면 그 자리에서 고마움의 예를 표하고 요리해 먹었다.

또한 노루궁뎅이버섯은 바닷가재의 향을 지니고 있어 식욕을 돋우는 고급 식용버섯으로도 유명한데 예부터 위궤양·소화불량·위암·식도암 등에 효과가 있어 약용으로도 이용돼 왔다. 노루궁뎅이버섯을 이용한 민간처방으로는 소화불량과 위궤양에 건조한 것 60g을 물에 달여서 1일 2회 복용하고, 신경쇠약·신체허약증에는 건조한 것 150g을 닭과 삶아 달여서 1일 1~2회 복용한다.

복령은 죽은 소나무 뿌리에 기생하는 고구마 덩이처럼 생긴 버섯이다. 한국, 중국, 일본, 북아메리카 등에 분포하며 흰색인 것을 백복령, 붉은색인 것을 적복령이라 한다. 또 복령 속에 소나무 뿌리가 꿰뚫고 있는 것을 복신(茯神)이라고 한다.

복령은 〈동의보감〉에서도 아주 좋은 상약이라고 극찬된 버섯인데 '십전대보탕'에 들어가는 10가지 재료 중의 하나이다. 복령은 약리적으로 심신의 보양 및 안정, 이뇨 등의 작용을 하는 것으로 밝혀졌으며 건망증, 불면증, 만성 위염, 신체허약 개선에도 효과가 있는 것으로 알려졌다.

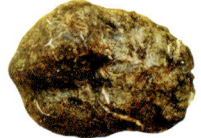

이색 버섯요리

Part 07

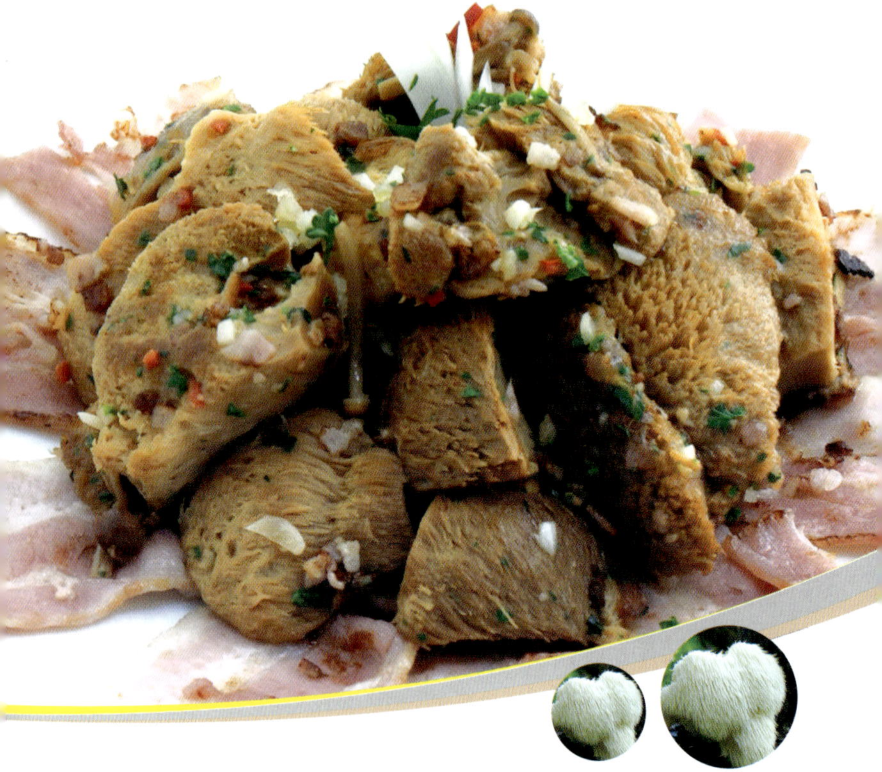

노루궁뎅이버섯볶음

 주재료(4인 기준)

노루궁뎅이버섯 600g, 훈제베이컨 300g, 무염버터 50g, 마늘 15g, 다진 파슬리 3큰술, 소금, 후추

만드는 순서

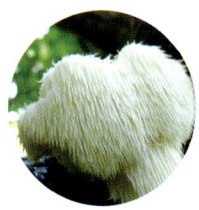

01 버섯은 이물질을 떼어 내고 깨끗이 씻은 후 소금을 넣은 끓는 물에 데쳐 찬물에 식힌 다음 길이로 굵직하게 썰어 놓는다.
02 훈제베이컨을 잘게 썰고, 마늘과 파슬리는 곱게 다져 놓는다.

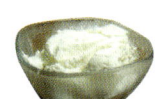

03 프라이팬에 열을 가한 후 베이컨을 넣고 중불에서 노릇하게 볶다가 기름이 빠지면 베이컨을 페퍼타월에 건져 놓고 기름을 따라 낸다.
04 같은 팬에 버터를 넣고 거품이 날 때 마늘을 넣고 색이 나지 않게 볶다가 향이 우러나면 버섯을 넣고 소금, 후추로 간하여 충분히 볶는다.

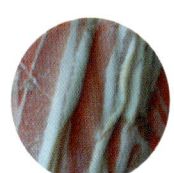

05 볶아 놓은 베이컨을 섞어 접시에 담고 다진 파슬리를 뿌려 완성한다.

TIP 맛 & 멋내기

노루궁뎅이버섯은 약간의 쓴맛이 있는데 오히려 이 때문에 미식가들에게 사랑받는다. 뜨거운 물에 한 번 데치면 쓴맛은 없어지나 버섯이 품고 있는 몸에 좋은 성분이 모두 수용성이기 때문에 버섯을 물에 오래 불리거나 버섯 불린 물을 따라 버리고 조리하면 말짱 도루묵이 된다. 알맹이는 버리고 껍질만 먹는 셈이다. 그러므로 이 버섯을 조리할 때는 물로 살짝 헹군 뒤 짜지 않게 조리해 국물까지 모두 먹는 것이 현명하다.

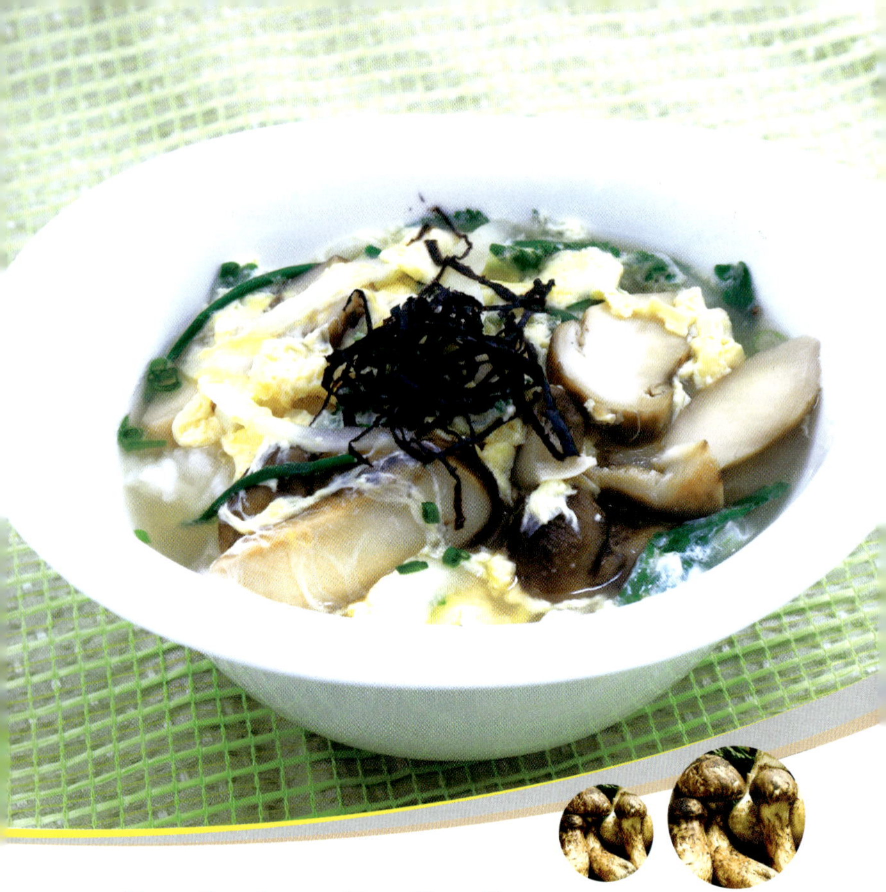

자연송이덮밥

 주재료(4인 기준)

밥 480g, 가쓰오부시육수(물 1ℓ, 가쓰오부시 6g), 덮밥양념육수(가쓰오부시육수 600㎖, 조리술 180㎖, 진간장 120㎖, 설탕 60g), 덮밥소스(덮밥양념육수 800㎖, 자연송이버섯 120g, 양파 80g, 달걀 4개, 미나리 잎 10g, 김 가루 약간)

만드는 순서

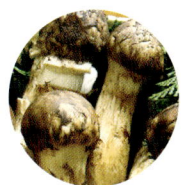

01 자연송이버섯은 밑동에 붙은 흙만 칼로 도려내고 흐르는 물에 씻은 후 모양대로 얇게 썰어 놓는다.
02 양파는 반을 잘라 결 반대로 얇게 채 썰고, 미나리는 잎을 떼어 깨끗이 씻어 놓는다.
03 달걀을 깨서 볼에 담고 거품이 나지 않게 푼 다음 미나리 잎을 섞어 놓는다.
04 가쓰오부시육수, 덮밥양념육수, 덮밥소스를 준비한다.
05 밥을 개개의 덮밥용기에 담고 그 위에 덮밥소스를 적당량씩 국자로 떠서 붓고 김 가루를 뿌려 제공한다.

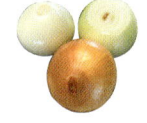

TIP 맛 & 멋내기

- 가쓰오부시육수 : 분량의 물을 불에 올려 활발히 끓어오를 때 불을 끈 상태에서 가쓰오부시를 넣고 15분 정도 그대로 두었다가 고운 체에 걸러 낸다.
- 덮밥양념육수 : 분량의 재료를 모두 혼합하여 잠시 끓여 둔다.
- 덮밥소스 : 자루냄비에 양념육수를 넣고 잠시 끓이다가 채 썬 양파와 송이버섯을 넣고, 70% 정도 익었을 때 풀어 놓은 달걀을 붓고 1분 정도 그대로 둔다.
- 자연송이버섯은 재빠르고 세심하게 손질해야 제맛을 살릴 수 있다. 송이버섯은 씻을 때에도 짧은 시간 내에 씻어야 하며 오랫동안 물에 담가두든지 껍질을 벗기면 향이 떨어진다. 버섯은 조리할 때 그 독특한 향기가 살아나도록 양념을 쓰지 않는 것이 좋다. 자연송이버섯의 경우는 특히 그렇다. 버섯의 향기는 열에도 약하기 때문에 구울 때는 살짝 굽고, 찌개나 국에 넣을 때도 먹기 바로 전에 넣어 잠깐 끓여서 먹어야 그 풍미를 살릴 수 있다.

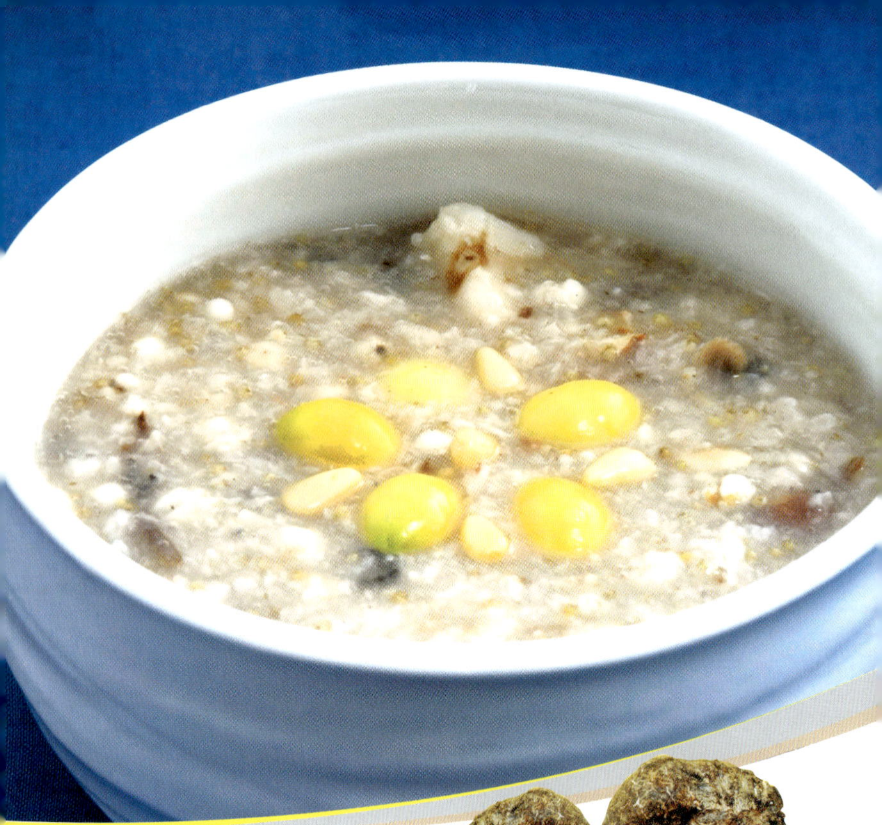

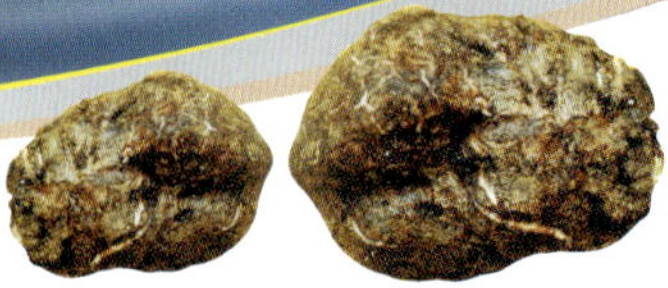

복령 원앙죽

 주재료(10인 기준)

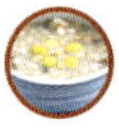

오골계 1마리(1kg), 물 4ℓ, 파 1뿌리, 파슬리 1잎, 월계수 1잎, 통후추 15알, 찹쌀 500g, 차조 100g, 율무 200g, 산약(마) 50g, 연밥 50g, 백복령 80g, 잣 100g, 은행 100g, 소금

만드는 순서

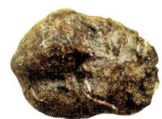

01 오골계를 깨끗이 손질하여 4ℓ의 물을 붓고 활발히 끓어오르면 거품과 기름을 걷어 내고 파, 파슬리, 월계수 잎, 통후추를 넣고 1시간 정도 뭉근하게 삶은 다음 살은 발라서 사방 1㎝ 크기로 썰어 놓고, 육수는 고운 체에 걸러 놓는다.

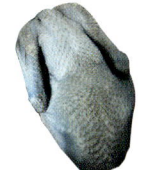

02 찹쌀과 좁쌀을 깨끗이 씻어 건져 놓고 나머지 재료도 깨끗이 씻어 놓는다.

03 닭을 삶은 육수 3ℓ에 찹쌀, 좁쌀, 율무, 산약, 복령을 넣고 30분간 또는 80% 정도 끓인 다음 은행, 잣, 닭고기를 넣고 다시 한 번 끓여 완성한다. 먹기 직전에 소금 간을 한다.

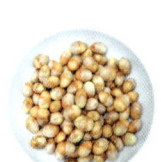

TIP 맛 & 멋내기

복령 원앙죽은 현대인의 스트레스 회복과 병후 노약자, 수험생, 특히 임산부에게 좋은 건강 음식이다.

소금 간을 미리하면 죽이 삭게 되므로 먹기 직전에 하는 것이 좋다.

오골계를 구하지 못할 경우에는 일반 닭고기를 사용해도 된다.

산약(마)은 예로부터 폐와 신장, 비장의 기능을 도와서 보양식으로 각광받았으며, 아밀라아제, 점액질, 프로테인 외에 칼슘, 비타민 C, 유리아미노산 등의 영양소와 유효성분이 풍부하여 죽 재료로도 많이 이용되고 있다.

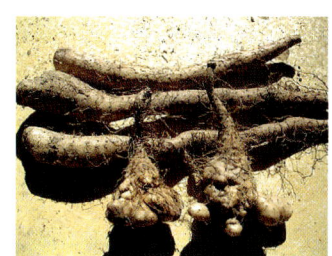

산약(마)

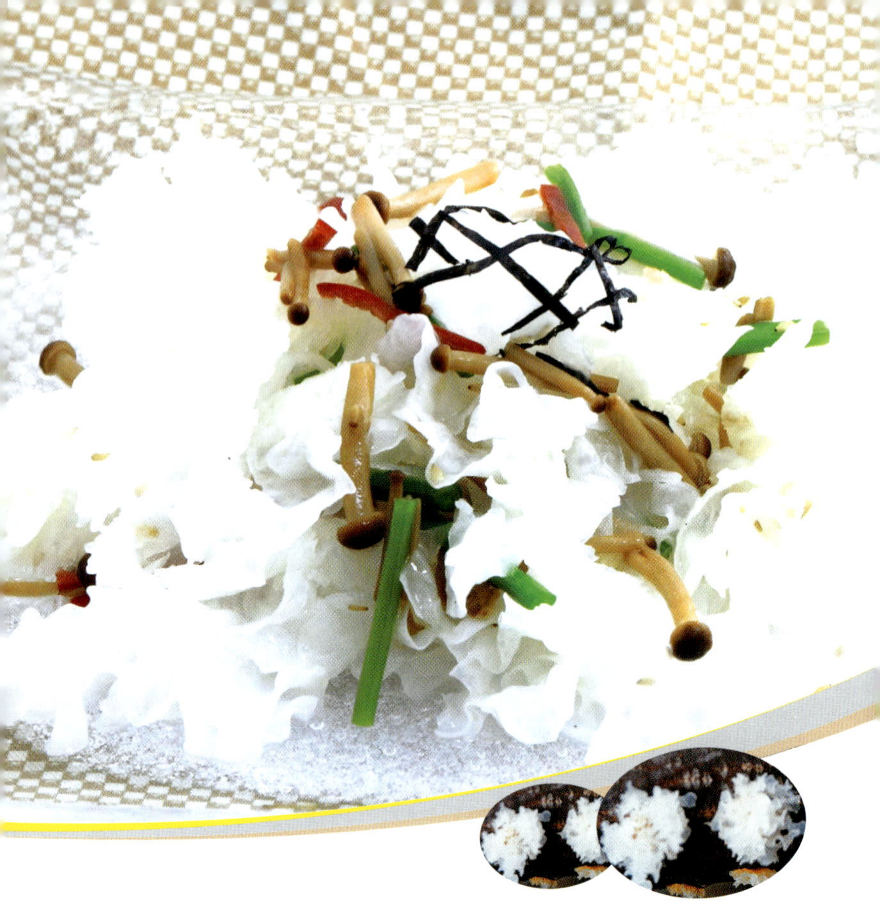

흰목이버섯볶음

 주재료(2인 기준)

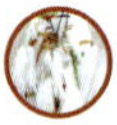

흰목이버섯(불린 것) 200g, 황금버섯 20g, 청고추 1/2개, 홍고추 1/2개, 마늘 5g, 식용유 2큰술, 육수 50㎖, 소금, 흰후춧가루 약간, 김 1/2장

만드는 순서

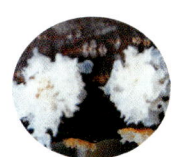

01 흰목이버섯을 충분히 불린 후 손으로 한 잎씩 떼어 끓는 물에 삶아 놓고, 황금버섯은 깨끗이 씻어 가닥을 떼어 놓는다.

02 청고추와 홍고추는 반을 갈라 씨를 빼고 길게 채 썰고, 김은 가위로 가늘게 잘라 놓는다.

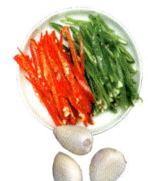

03 프라이팬에 식용유를 둘러 열을 가한 다음 다진 마늘을 넣고 색이 나지 않게 볶다가 흰목이버섯을 넣고 충분히 볶는다.

04 육수를 붓고 수분이 거의 증발하도록 조린 다음 황금버섯과 청, 홍고추를 넣고 잠시 더 볶은 후 소금과 후추로 간하여 접시에 담고 김 가루를 뿌린다.

 ## 극상품으로 대우받는 흰목이버섯

흰목이버섯은 '하얀 젤리 버섯(white jelly fungus)' 또는 '은이(silver-ear)'로 불리는데 영양학적으로는 비타민과 단백질, 광물질의 좋은 원천이 되는 것으로 알려졌다. 또한 목이버섯과 흰목이버섯은 마늘, 양파와 함께 살짝 튀겨 먹으면 좋고 샐러드, 피클 요리에도 중요한 요소로 쓰이고 있다.

중국의 경우, 흰목이버섯을 극상품으로 취급하는데 폐 질환이나 고혈압, 감기 예방에 특효일 뿐만 아니라 피부미용 효과가 크다고 하여 중히 여기며 그 때문인지 고대 중국 사람에게 흰목이버섯은 불로장생을 하는 영약으로 알려졌다.

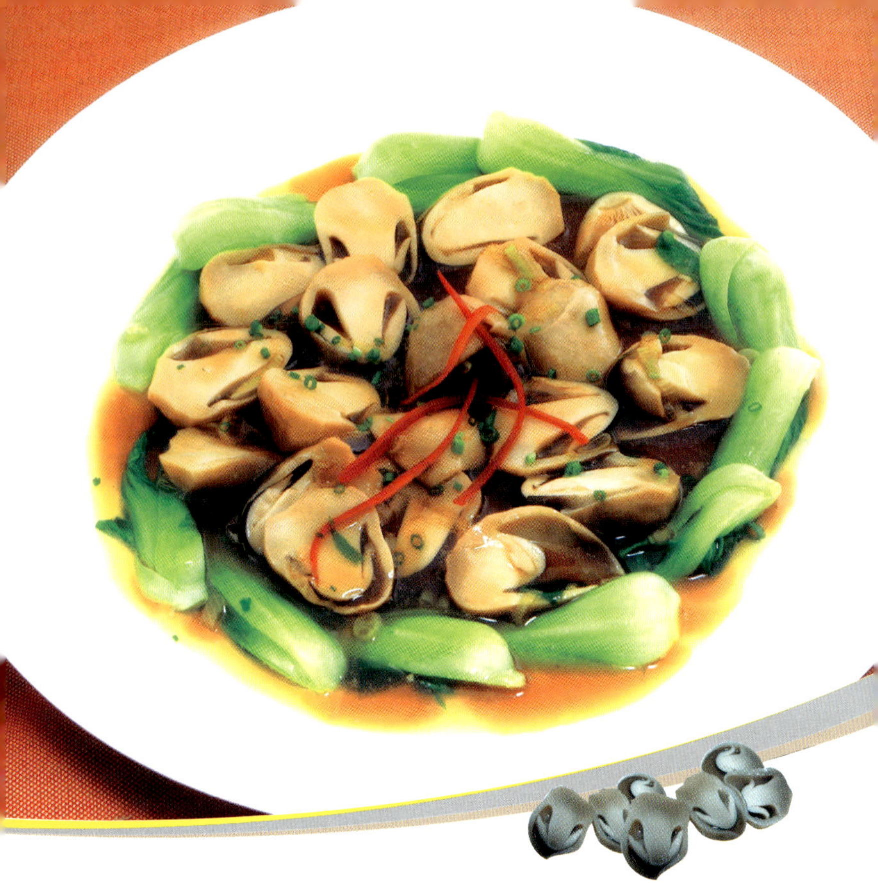

청채초고버섯볶음

 주재료(2인 기준)

초고버섯 150g, 청경채 150g, 대파 25g, 마늘 10g, 생강 2g, 식용유 30㎖, 청주 15㎖, 굴소스 15㎖, 진간장 15㎖, 설탕 3g, 육수 150㎖, 물 녹말, 후추, 참기름 약간, 여분의 소금

만드는 순서

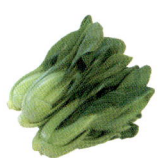

01 초고버섯은 갓 가운데에 칼집을 낸 후 소금을 넣은 끓는 물에 살짝 데쳐서 물기를 뺀다.
02 청경채는 크기에 따라 2~4등분으로 갈라 소금을 넣은 끓는 물에 데쳐 찬물에 식힌 후 물기를 뺀다.
03 대파는 잘게 썰고, 마늘과 생강은 다진다.

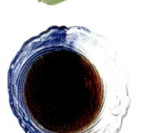

04 팬에 식용유를 넣고 달군 후 대파, 마늘, 생강을 넣고 향이 우러나게 한 다음 간장, 굴소스, 설탕, 청주, 후추로 간을 하고 초고버섯과 청경채 순으로 넣으며 잠시 볶는다.
05 향신채와 버섯 등을 볶던 팬에 육수를 붓고 끓이다가 물 녹말을 풀어 농도를 맞추고 참기름을 뿌려 접시에 담는다.

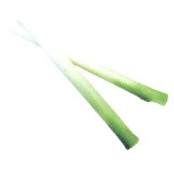

TIP **복합 영양제로 알려진 초고버섯**

초고버섯은 풀버섯이라고도 하며 아열대지방을 중심으로 전 세계에 분포하는데 자생하는 버섯 중 가장 고온에서 자란다. 중국에서는 초고(草菰)버섯 또는 솔버섯, 우리나라에선 주로 볏짚에서 재배된다고 해서 볏짚버섯, 버섯의 모양을 두고 숫총각버섯이라고도 부른다. 한국과 일본의 표고버섯 및 유럽과 미국의 양송이버섯과 더불어 '세계 3대 재배버섯'으로 일컬어지며 중국에서 주로 대량 재배되고 있다.
초고버섯은 단백질, 지방, 당분, 비타민 C, 핵산 등 많은 영양소를 함유하고 있어 중국에서는 '풍부한 단백질을 함유한 복합 영양제'로 비유되고 있다. 특히 비타민 C의 덩어리이고 필수아미노산 함량이 쇠고기의 4배 정도나 되어 최고의 웰빙 버섯으로 꼽힌다. 맛과 향은 감미롭고 어느 버섯보다도 연하고 부드러운 감촉을 느낄 수 있다.

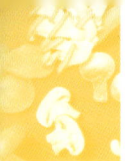

버섯차

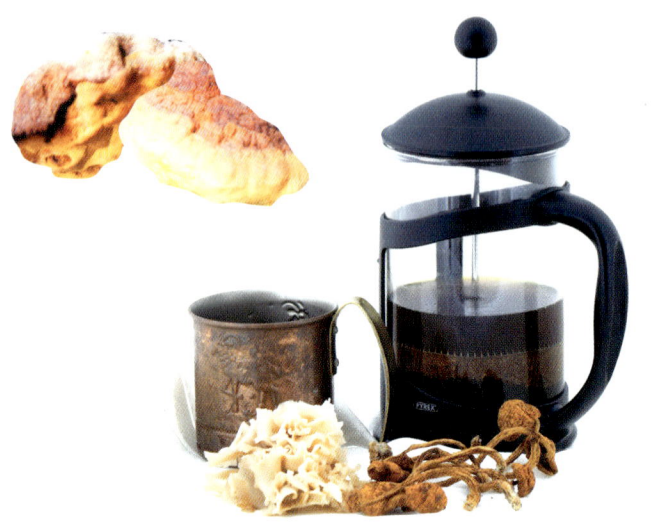

| 주재료 : 상황버섯 건조한 것 1ts, 황금버섯 건조한 것 1ts, 물 300㎖

만드는 순서

01 상황버섯이나 황금버섯을 적당한 크기로 잘라 분쇄기로 곱게 갈아 놓는다.
02 밀봉용기에 담아 놓고 버섯 가루 1ts을 차 주전자에 넣는다.
03 끓여 한소끔 식은 물(80℃)을 붓고 우려내 놓는다. 버섯과 물을 함께 넣고 끓여서 먹는 것은 버섯의 약리학적 영양분이 손실되므로 잘못된 음용법이다.
04 아침, 취침 전 공복에 수시로 마신다.

TIP 맛 & 멋내기

- 상황버섯 자르기 : 신문지로 싸서 수건을 덮고 망치로 부순다.
- 황금버섯이 눅눅하여 분쇄가 어려울 때는 신문지로 싸서 전자렌지에 약하게 돌린다. 전문음식점에서는 시원한 버섯차보다는 60~80℃의 따뜻한 버섯차의 선호도가 높게 나타났다.
- 상황 우려낸 물이 탁해 보이면 상하지 않았는지 확인한 후 마신다.

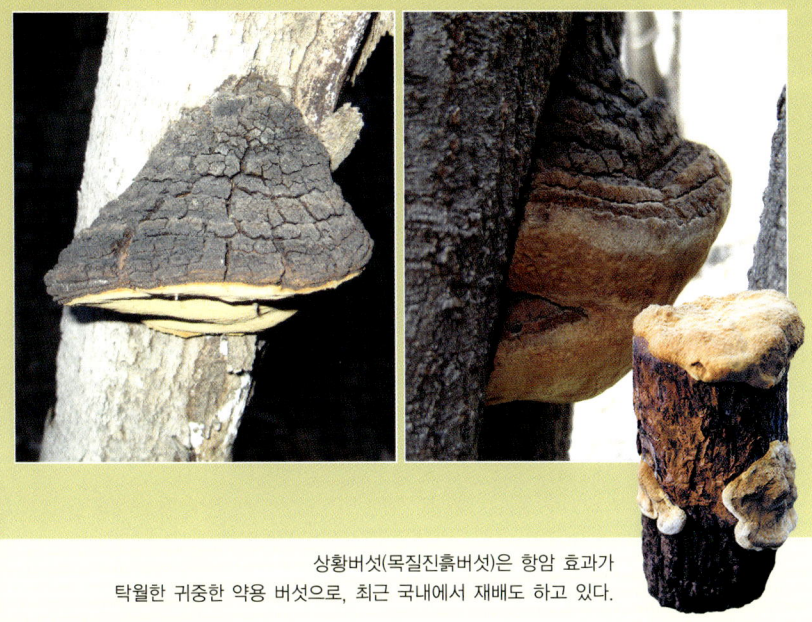

상황버섯(목질진흙버섯)은 항암 효과가
탁월한 귀중한 약용 버섯으로, 최근 국내에서 재배도 하고 있다.

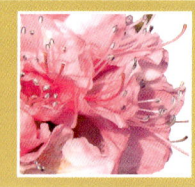

생활에 활력을 주는 꽃차와 약차 이용법

8장에서는 일상생활 속에서 차를 활용하여 활기 있고 건강하게 사는 법, 그러기 위해서 꽃을 이용한 꽃차와 약차를 만들어 마시는 방법과 차의 항암 효과 및 간 기능 개선 등의 다양한 효능을 소개하였다.

또한 꽃을 채취하기 전에 사전 지식으로 알아두어야 할 식물별 생육 특징과 채취 시기, 건조법 등을 함께 설명하였다. 아울러 꽃차, 약차를 만들어 마신 후에 각각의 꽃을 재활용하는 방법도 소개하였다.

꽃차와 약차 만들기

Part 08

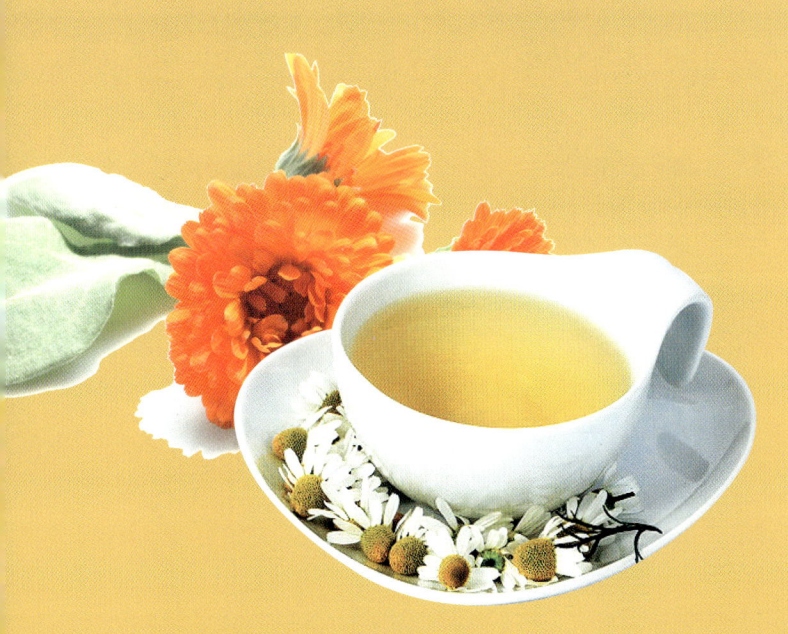

01 감국꽃차

가을의 향기

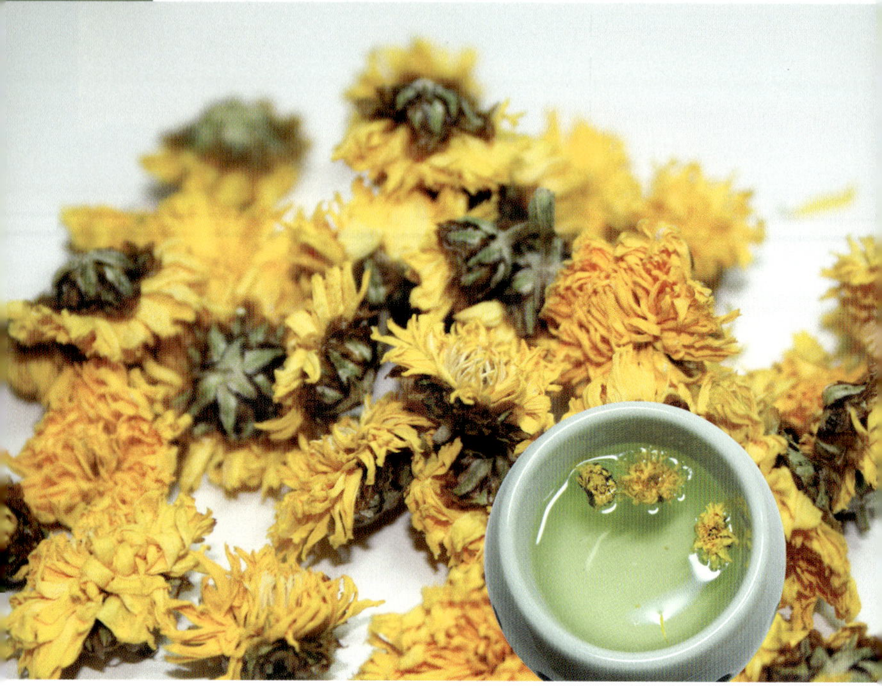

- 꽃말 : 장애물, 상쾌, 가을의 향기
- 학명 : *Dendranthema boreale* (Makino) Ling ex Kitam.
- 영명 : Chrysanthemum
- 이명 : 산국, 개국화, 나는개국화, 들국, 단국화
- 과명 : 국화과
- 개화시기 : 9~10월

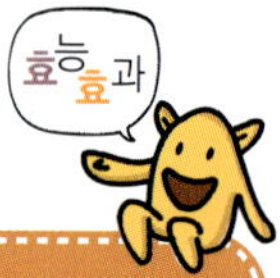

효능효과

간장을 보하고 눈을 밝게 하며 감기, 두통, 폐렴, 기관지염 등에 효과

🌿 효능 및 꽃의 이용

『본초강목』에는 감국꽃차를 '오랫동안 복용하면 혈기에 좋고 몸을 가볍게 하며 쉬 늙지 않는다. 위장을 평안케 하고 오장을 도우며 사지를 고르게 하고 감기, 두통, 현기증에 유효하다'고 기록되어 있다.

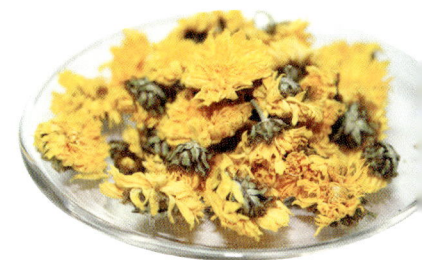

말린 감국꽃

감국꽃차는 예로부터 불로장수의 차로 전해오고 있으며, 특히 간장을 보하고 눈을 밝게 하며 머리를 좋게 한다. 또 신경통, 두통, 기침 등에 유효하고 피부를 좋게 하는 성분이 들어 있다.

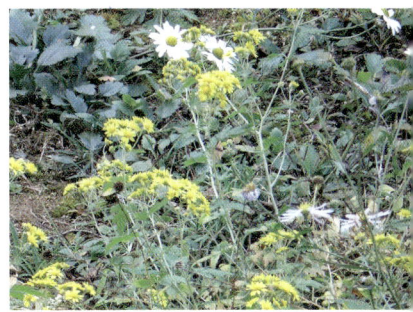

들에 핀 감국꽃

열감기, 몸살, 폐렴, 두통, 기관지염에 좋으며 위염, 장염, 종기, 고혈압에도 좋다. 감국의 일반적인 성분으로는 콜린, 스타키드린, 프린, 베타인, 아데닌, 비타민 A, 비타민 B_1 등이 있다.

감국 성분으로 크리산테민(chrysanthemin), 알칼로이드(alkaloide), 사포닌(saponin)이 함유되어 있다.

차색은 연한 갈색이나 노란빛이 우러 나온다. 향은 풀향이 약간 나며 맛은 구수한 맛이 난다.

🌼 채취 방법

꽃향기가 진하며 가을에 꽃을 말려서 차를 만들어 마신다. 산국과 비슷하나 감국은 꽃의 크기가 조금 크며 줄기가 검은 편이고 잎이 짙은 녹색으로 윤기가 있어 보인다. 그러나 구별이 쉽지 않다. 산국도 꽃을 말려 차를 만들기도 하나 감국이 더 좋다. 잎도 동시에 말려두고 베갯속으로 사용하여도 좋다.

🌐 꽃차 만드는 방법

① 가을 이슬이 내릴 때 감국꽃을 따서 말린다.
② 마른 감국꽃을 깨끗하게 손질하여 꿀과 고루 섞어서 재워 용기에 넣고 밀봉하여, 습기 없는 곳에 3~4주 보관한다.
③ 찻잔에 넣고 끓는 물을 부어 마신다.

🟠 차로 마신 후 꽃 이용법

재건조하여 재탕하여 마신다. 다시 말린 꽃과 잎을 섞어 베갯속을 만들어 사용하면 방안에 향기가 가득하고 청량한 느낌이 든다.

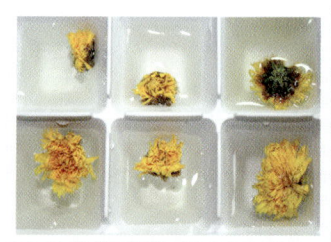

감국꽃 얼음

02 개나리꽃차
희망

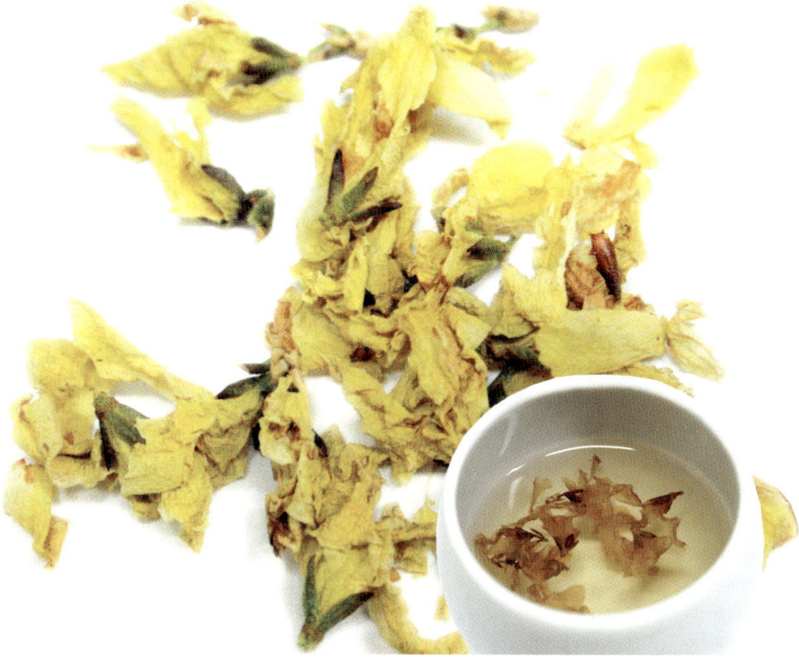

- 꽃말 : 희망
- 학명 : *Forsythia koreana*
- 영명 : Golden Bell
- 이명 : 어리자나무, 어라리나무, 신리화
- 과명 : 물푸레나무과
- 개화시기 : 4월, 이른 봄, 요즈음에는 가을에 꽃이 피는 것도 관찰된다

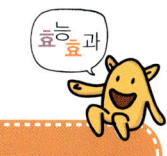

당뇨의 예방 및 치료, 소염, 해열, 항균, 항염증 작용

🌱 효능 및 꽃의 이용

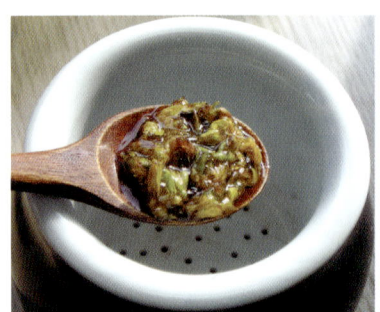

꿀에 재워둔 개나리

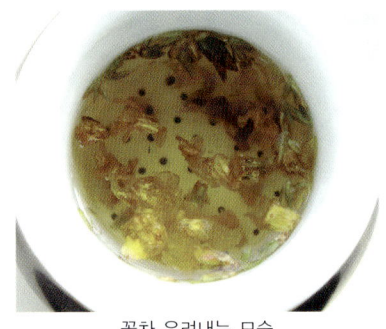

꽃차 우려내는 모습

개나리꽃차는 당뇨에 효과가 있으며 이뇨작용이 있다. 찻잔에 뜨거운 물을 부으면 꽃의 모양이 바로 드러난다. 차색이 노란빛을 띤 갈색이다. 당뇨 예방 및 치료를 위해서는 방법Ⅱ로 차를 마시는 것이 좋다. 또한 개나리는 소염, 해열 작용이 있으며 항균, 항염증 작용도 있다.

개나리는 지방에 따라서 어리자나무 또는 어라리나무라고 하며 신리화란 이름도 있다. 한편 서양에서는 개나리를 두고 골든 벨(Golden Bell), 즉 황금종이라는 예쁜 이름으로 부른다. 개나리는 약용으로 쓰기도 한다. 특히 의성 지방에서는 약용으로 중국 원산의 의성개나리를 키우고 있다. 열매를 약으로 쓰는데 생약명이 연교 또는 왕수단이며 해열, 해독, 소염, 이뇨, 소종 등에 효능이 있어 오한이나 열이 날 때, 신장염이나 임파선염 또는 각종 종기나 습진의 치료약으로 쓴다.

🌸 채취 시기와 방법

① 시기: 이른 봄에 핀 것을 아침에 수확하면 색과 향이 좋다. 너무 피어 시들기 직전의 꽃은 건조하였을 때 색이 갈색으로 변하며 향도

약하다. 따라서 봉오리 시기에서 바로 핀 꽃을 선택하여 말린다. 가을에 피는 개나리도 이용 가능하다.

② 방법: 공기가 깨끗한 곳에서 채취하는 것이 좋다. 도로변은 피한다. 꽃잎에 벌레가 있는지 잘 확인하고 깨끗이 씻어 사용한다. 작은 벌레가 있으면 종이를 깔고 펼쳐 놓으면 몇 시간 후 벌레들이 사라진다.

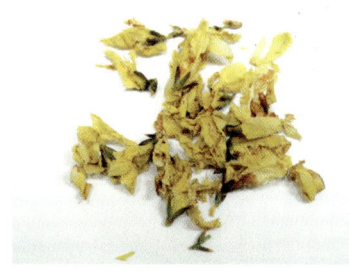

말린 개나리꽃

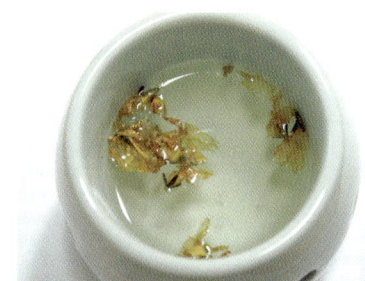

개나리꽃차

꽃차 만드는 방법

【만드는 방법 Ⅰ】

① 개나리를 깨끗이 씻은 다음 물기가 어느 정도 사라지면 보관할 용기에 꽃잎과 꿀 또는 설탕으로 겹겹이 재운다.
② 15일 정도 지나면 차로 이용할 수 있으며 냉장 보관한다.
③ 찻잔에 재운 꽃 한 스푼(약 15g)을 넣고 뜨거운 물을 넣어 우려내어 마신다.

【만드는 방법 Ⅱ】

① 깨끗이 손질한 개나리를 바람이 잘 통하는 곳에서 말려 사용한다.
② 말린 꽃 한 스푼을 찻잔에 넣고 우려내어 마신다.

03 구절초꽃차

고상함, 밝음, 순수

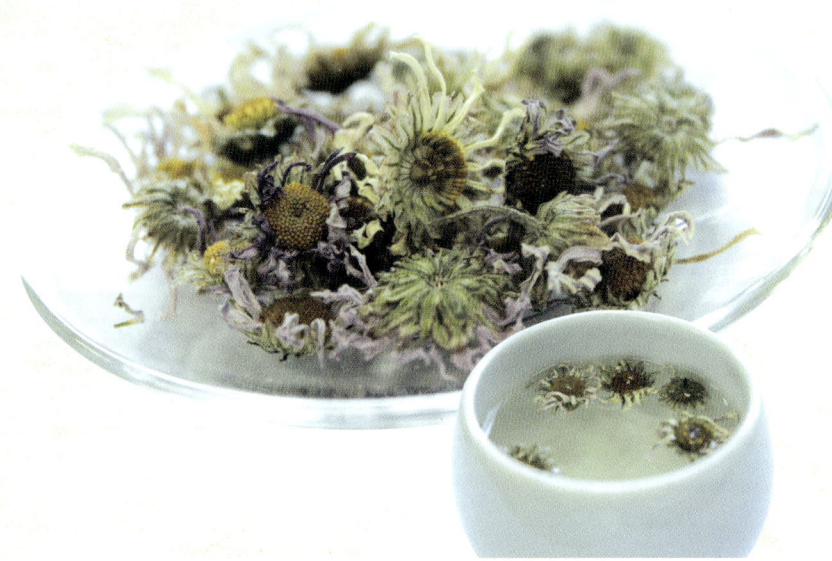

- 꽃말 : 고상함, 밝음, 순수, 우아한 자태, 어머니의 사랑
- 학명 : *Dendranthema zawadskii* var. Latilobum (Maxim.) Kitam.
- 영명 : Bleeding Heart
- 이명 : 서흥구절초, 넓은잎구절초, 낙동구절초, 선모초, 큰구절초, 한라구절초
- 과명 : 국화과
- 개화시기 : 9~10월

전초를 구절초라고 하며 월경이 불규칙하거나, 자궁냉증, 불임증, 위냉, 소화불량 등을 개선하는 데 효과

❶ 효능 및 꽃의 이용

들국화의 대표적인 꽃인 구절초는 음력 5월 5일(단오) 즈음에 줄기 마디가 다섯 마디로 자라고 음력 9월 9일(중양절)에 줄기 마디가 아홉 마디 정도가 된다.

중양절에 채취한 것이 가장 약효가 좋다 하여 그 이름을 구절초라고 했다.

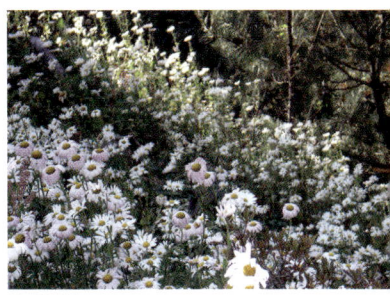

구절초꽃

한방 및 민간에서는 선모초라 하여 건위, 신경통, 정혈, 식욕촉진, 중풍, 강장, 부인병, 보온 등에 다른 약재와 같이 처방하여 쓰며 예로부터 부인병과 보온에 구절초를 달여서 먹기도 했다.

꽃을 말려서 술에 적당히 넣고 약 1개월이 지난 후에 먹으면 은은한 국향과 더불어 강장제, 식욕촉진제가 된다.

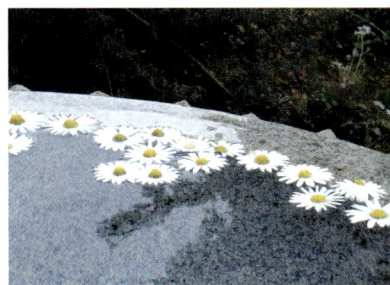

물 위에 띄운 구절초꽃

구절초 꽃차는 차향이 좋으며 구수한 맛이 난다. 차색은 약한 노란색이지만 투명함에 가깝다. 뜨거운 물을 부어도 색이 변하지 않아 열에 안정적이다.

❷ 채취 방법

봉오리에서 바로 핀 꽃을 선택한다.

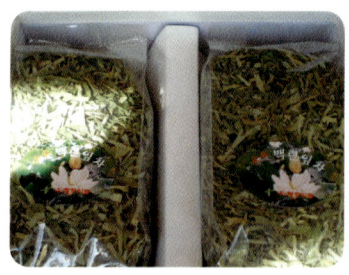
시판되는 꽃차

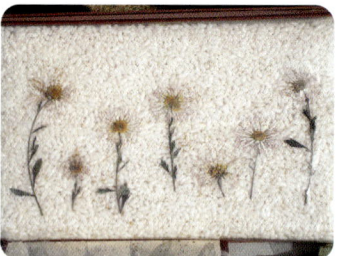
한과재료로 들어간 구절초

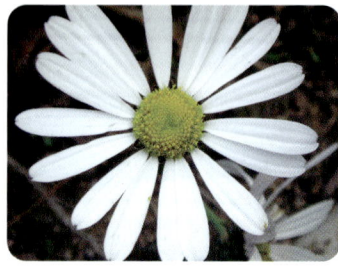
구절초꽃

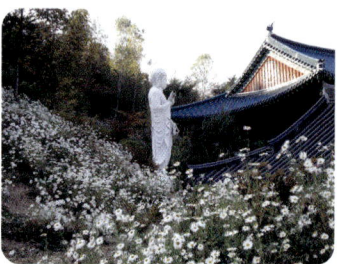
산사의 구절초꽃

🌀 꽃차 만드는 방법

① 꽃을 따서 깨끗이 씻어 그늘에서 말린다.
② 밀폐용기에 넣어 냉장 보관한다.
③ 꽃 3~5송이 정도를 찻잔에 넣고 뜨거운 물을 부어 마신다.

🌀 차로 마신 후 꽃 이용법

차로 마신 후 남은 꽃잎은 재건조하여 목욕재로 사용하거나 포푸리로 만들어 사용하면 좋다. 또는 백설기를 만들 때 다른 재료와 섞어서 쪄내면 색다른 맛과 모양을 낼 수 있다.

04 국화꽃차

정열, 굳은 절개

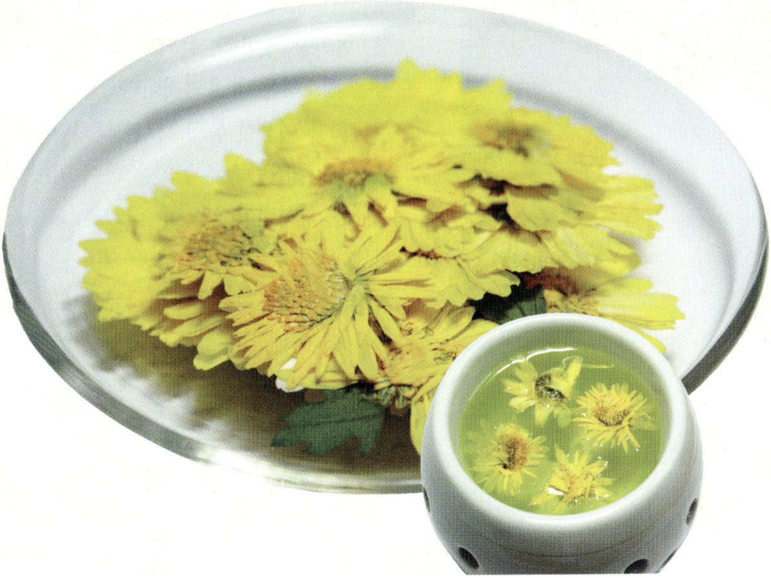

- 꽃말 : 정열, 굳은 절개
- 학명 : *Chrysanthemum morifolium* Ram.
- 영명 : Chrysanthemum
- 과명 : 국화과
- 개화시기 : 9~11월

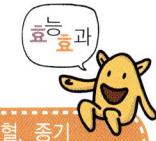

해열, 해독, 감기로 인한 두통, 현기증, 귀울림, 눈의 충혈, 종기 등을 해소하는 데 효과

❶ 효능 및 꽃의 이용

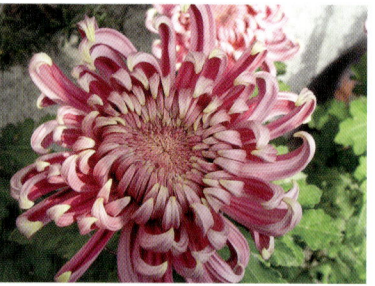

대륜계 국화(스탠다드 계통)

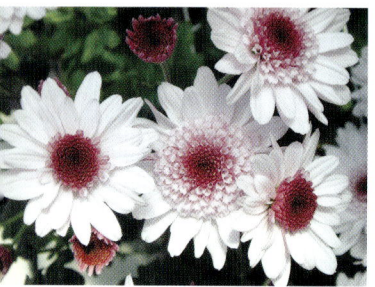

소륜계 국화(스프레이 계통)

국화에는 쿠산테논과 같은 정유와 아데닌, 프린, 베타인, 황색 색소인 크리사세민 등이 들어 있는데, 이들 성분이 해열, 해독, 감기로 인한 두통, 현기증, 귀울림, 눈의 충혈, 종기 등을 해소하는 데 효과적이다.

국화를 이용한 음식으로는 국화잎을 섞은 찹쌀반죽에 꽃잎을 얹어 지져내는 국화전이 있으며, 국화를 고아낸 즙에 누룩이나 술밥을 섞어 빚거나 국화꽃을 명주 주머니에 넣고 술독 안에 매달아 향기가 배도록 하는 국화주를 함께 즐겼다. 국화즙으로 만든 국화주는 중풍을 개선하는 데도 효과적이다.

또 녹말을 묻힌 국화 꽃잎을 끓는 물에 살짝 데쳐서 바로 찬물에 넣었다가 오미자즙에 띄워 마시는 음료인 국화면(菊花麵)이 있으며, 잘 말린 들국화 꽃잎에 녹두 녹말을 묻힌 다음, 뜨거운 물에 잠깐 데쳐서 꿀을 타 마시는 국화차는 불로 장수의 차로 전해지고 있다. 또, 국화잎으로는 부각(튀겨 먹는 것)을 만들어 먹기도 했는데, 국화잎에 찹쌀풀을 발라 말렸다가 튀긴 것으로 주로 반찬으로 먹었다. 꽃잎을 곱게 말려 베갯속에 넣어 두면 머리가 맑아지고 두통에도 좋다고 하며 고혈압과 눈의 피로에도 좋아 몸이 피곤하다 싶을 때는 국화꽃을 꽂아 두고 그 향기를 즐기는 방법도 좋을 것이다.

흰색 꽃은 연한 갈색, 노란색 꽃은 노란색, 붉은색 꽃은 붉은색의 차

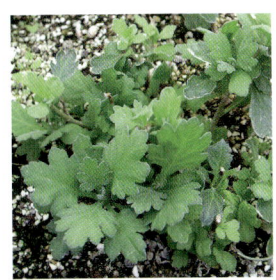 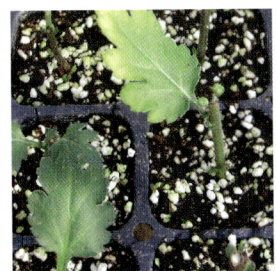 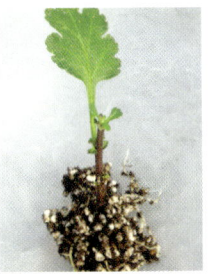

지난해 뿌리에서 싹이 난 식물 　　 번식 중(삽목 번식) 　　 뿌리가 나온 국화

색이 난다. 맛은 씁쓸하면서도 구수하다. 뜨거운 물을 부으면 꽃이 예쁘게 피어오른다.

🌷 채취 방법

봉오리에서 바로 핀 꽃을 선택한다.

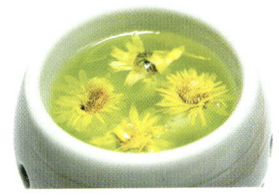

🌼 꽃차 만드는 방법

① 국화 꽃잎만을 훑어 내어 소금을 약간 넣은 끓는 물에 살짝 데친다.
② 채반으로 받친 다음 찬물로 헹구고 물기를 뺀다.
③ 그늘에 말려 방습제를 넣은 통에 보관하면서 이용한다.
④ 국화 꽃잎을 찻잔에 담는다.
⑤ 끓는 물을 붓고 1~2분이 지나면 마신다.
⑥ 꿀이나 설탕을 조금 타면 맛이 더욱 좋으며, 수시로 마시도록 한다.

05 금잔화꽃차
겸손, 인내

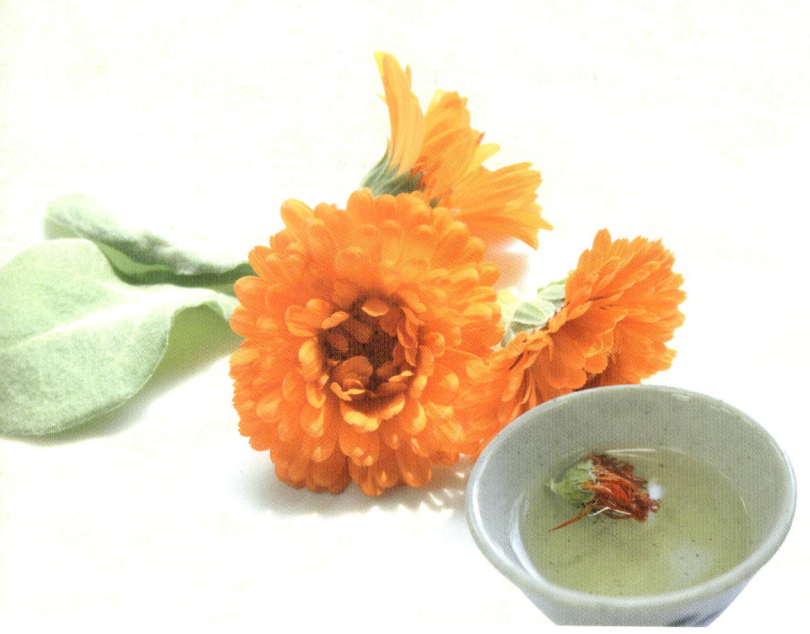

- 꽃말 : 겸손, 인내
- 학명 : *Calendula aruensis*
- 영명 : Pot Marigold
- 이명 : 금송화, 장춘화
- 과명 : 제비꽃과
- 개화시기 : 6~8월

효능효과

아토피 피부염, 외상, 화상(심하지 않은 화상 및 일광화상), 찰과상, 여드름, 피부의 트고 갈라진 곳, 위궤양 등의 증상에 사용

🌿 효능 및 꽃의 이용

금잔화는 북아메리카, 유럽, 호주 등지에서 자라는 식물로 고대부터 치료용으로 사용되어 왔다.

금잔화가 자연항생 물질로 항생작용과 항바이러스 작용을 하는 까닭은 금잔화에 함유된 플라보노이드 트리터펜사포닌(Flavonoids triterpene saponins)이라는 물질이 염증완화 작용을 하기 때문이다.

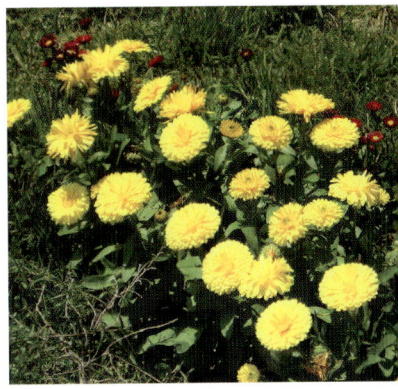

화단에 모아심기된 금잔화

또한 예로부터 여성의 여러 증상에 효과가 있다고 하며 화상이나 햇빛에 그을리거나 습진 등의 외용약으로 애용되고 있다.

금잔화의 오렌지색은 뇌를 흥분시켜 서서히 몸을 따뜻하게 해준다. 오렌지색이나 노란색 꽃은 식욕을 증진시켜 무의식중에 음식을 잘 먹게 되기 때문에 감기를 이겨낼 수 있는 체력을 만들어준다.

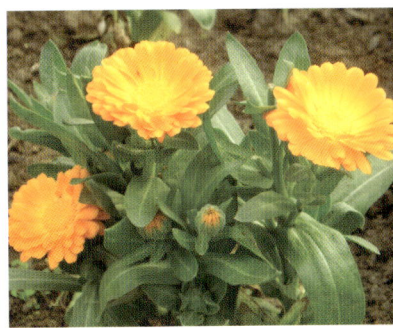

꽃샐러드로 이용되는 금잔화꽃

꽃잎의 색이 잘 우러나므로 육류 요리 소스로 쓰이거나 빵 굽는 재료로 쓰이는 등 다양하게 이용된다.

꽃은 진한 노란색이며 차맛은 약간 쓴맛이 난다. 차색은 마치 귤차색과 같이 노란빛이 난다.

쿠키를 만들거나 잼을 만들면 색이 예쁘다. 비교적 열에 안정적인 꽃차이다.

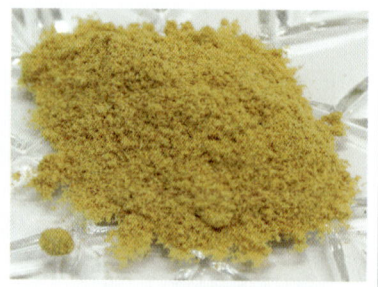
건조 후 분말로 만든 꽃

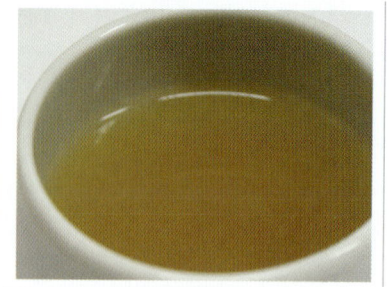
금잔화차

🌱 채취 방법

봉오리에서 바로 핀 꽃을 선택한다.

💧 꽃차 만드는 방법

① 봉오리에서 막 핀 꽃을 수확하여 깨끗하게 씻는다.
② 그늘에서 말려 밀폐통에 보관하면서 이용한다.
③ 꽃잎을 찻잔에 넣고 뜨거운 물을 부어 마신다.
④ 분말로 이용할 때는 반 스푼 정도가 적당하다.

🍊 차로 마신 후 꽃 이용법

① 재탕하여 마신다.
② 백설기를 만들어 먹는다.

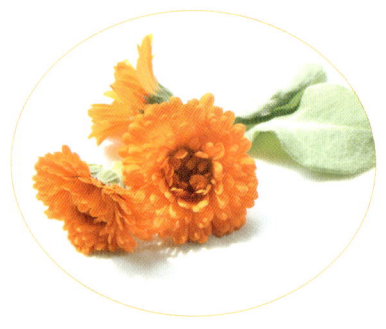

06 나팔꽃차

결속, 기쁨, 허무한 사랑

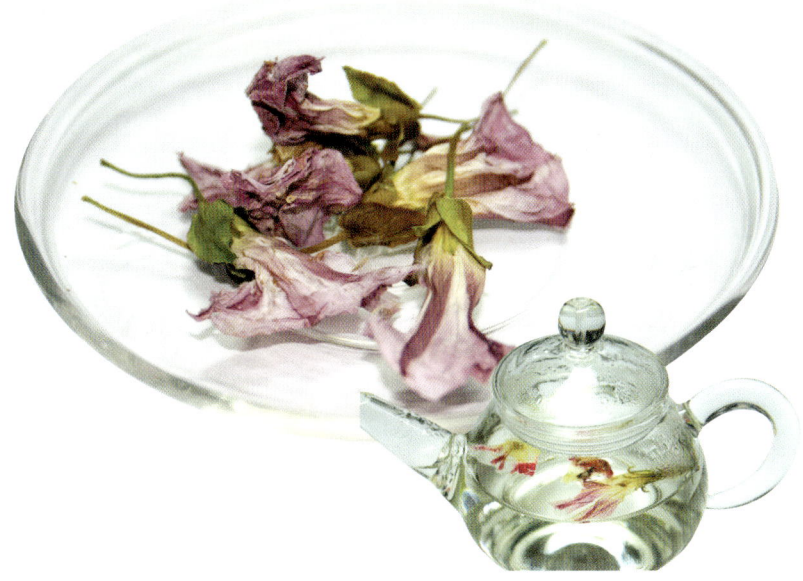

- 꽃말 : 결속, 기쁨, 허무한 사랑, 덧없는 사랑
- 학명 : *Pharbitis nil*
- 영명 : Morning Glory
- 이명 : 털잎나팔꽃, 견우화
- 과명 : 메꽃과
- 개화시기 : 9~10월

효능효과

간경화증으로 인한 복수, 극심한 변비, 설사, 이뇨로 인한 몸 속의 독소를 풀어 주고 기생충을 제거하는 효과

❶ 효능 및 꽃의 이용

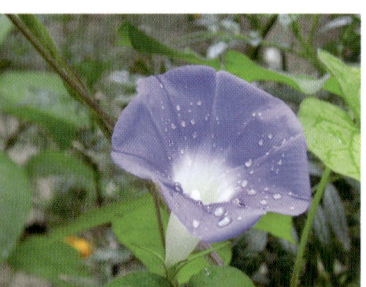

이슬을 머금은 나팔꽃

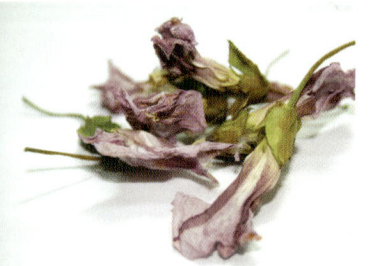

건조한 나팔꽃

나팔꽃은 오존이나 이산화황 등 대기오염물질에 민감하게 반응하기 때문에 대기오염 정도를 나타내는 지표로 사용되고 있다.

나팔꽃잎은 심한 대기오염에 노출되면 표면에 붉은 반점이 생긴다. 그리고 반점이 생긴 잎 위에 또 정상적인 잎이 나온다.

동상에 걸렸을 때나 벌에 쏘였을 때 나팔꽃과 잎을 넣고 끓인 물로 환부를 찜질하면 효과가 있다. 나팔꽃 씨는 약용으로 황달에 사용한다. 관상용으로 심고 한방에서는 씨를 부종, 사하제, 수종, 이뇨제, 낙태, 요통 등의 약재로 쓴다.

차색은 연한 갈색이며 투명함에 가깝다. 차의 향기는 거의 없다. 차 맛은 순하며 꽃잎이 얇아서인지 찻잔 속에서 투명해진다.

❷ 채취 방법

나팔꽃은 낮에는 꽃이 오므라들어서 신선한 것을 구분하기가 힘들다. 따라서 꽃이 피어나는 오전에 수확한다.

꽃차 만드는 방법

① 꽃을 그늘에서 1주일 정도 말린다.
② 밀폐용기에 보관한다.
③ 나팔꽃 2~3개를 찻잔에 넣고 끓는 물을 부어 1~2분간 우려서 마신다.

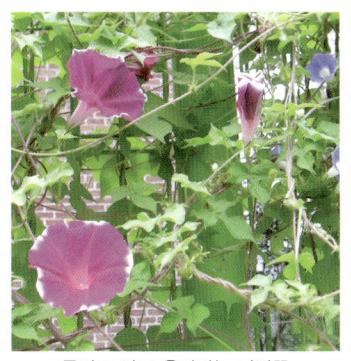
줄기로 감고 올라가는 나팔꽃

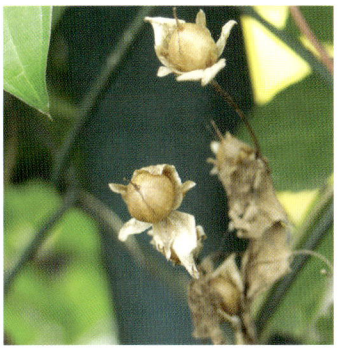
꽃이 지고 열매가 성숙된 모습

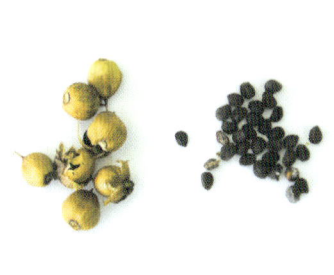
나팔꽃씨

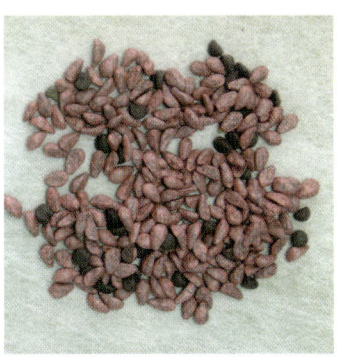
나팔꽃씨

07 도라지꽃차

열심, 영원한 사랑

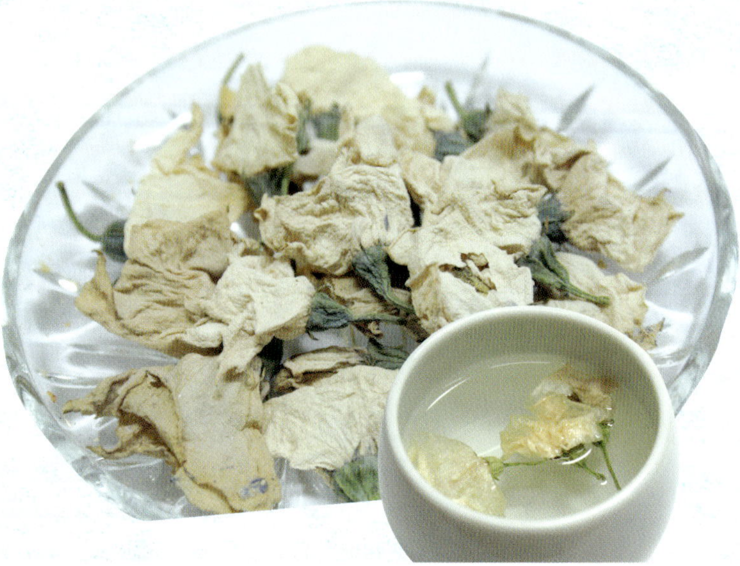

- 꽃말 : 열심, 영원한 사랑
- 학명 : *Platycodon grandiflorum* (Jacq.) A.DC.
- 영명 : Chinese Bellflower
- 이명 : 길경, 약도라지
- 과명 : 초롱꽃과
- 개화시기 : 7~8월

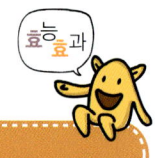

뿌리는 해열 및 기침에 효과

❶ 효능 및 꽃의 이용

도라지꽃차는 맛이 순하며, 찻물을 부으면 말랐던 꽃이 예쁘게 피어오른다. 보랏빛 꽃차의 경우는 열에 안정적이어서 뜨거운 물을 부어도 색이 유지된다. 따라서 건조할 때 되도록 색이 보존될 수 있도록 잘 건조하는 것이 좋겠다. 차색은 약간 갈색이다.

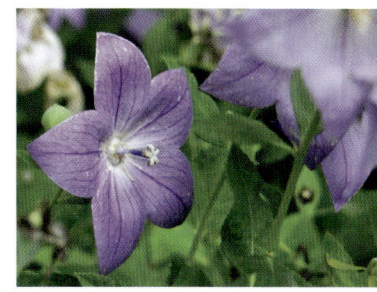

활짝 핀 도라지꽃

❂ 채취 방법

봉오리에서 바로 핀 꽃을 선택한다. 도라지꽃 봉오리 터뜨리기는 아이들과 같이 하면 신나는 놀이가 될 수 있다.

❀ 꽃차 만드는 방법

① 꽃봉오리와 꽃을 수확하여 깨끗하게 손질하여 말린다.
② 말린 꽃 3송이 정도를 찻잔에 넣고 뜨거운 물을 부어 마신다.

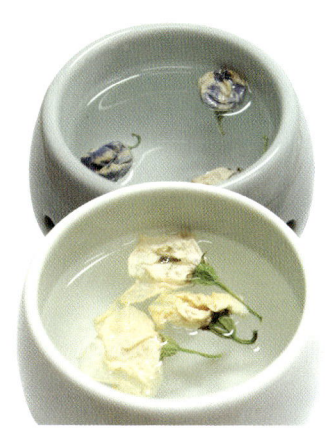

도라지꽃 차

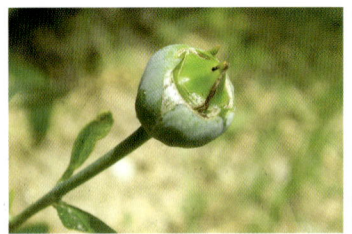
꽃이 진 후 성숙되고 있는 열매

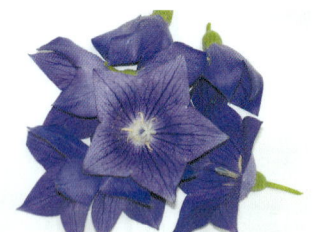
도라지꽃 수확

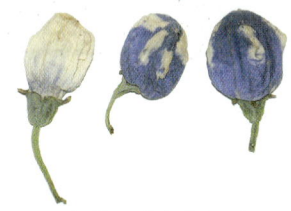
건조한 도라지 꽃봉오리

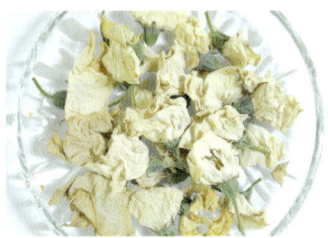
건조한 꽃잎

차로 마신 후 꽃 이용법

재탕하여 마신다.

도라지 화전 만들기

재료
밀가루 100g, 찹쌀가루 50g, 통도라지 50g, 잣가루 2Ts, 분유 1Ts, 물 적당량, 도라지꽃

만드는 법
1. 밀가루, 찹쌀가루, 분유를 섞어 체에 내리고 잣은 고깔을 떼고 곱게 다져 놓는다.
2. 굵은 소금으로 깨끗이 씻어 놓은 통도라지에 물을 넣고 갈아 놓는다.
3. 앞의 1, 2를 섞고 물로 농도를 맞춰 반죽을 준비한다.
4. 달군 팬에 포도씨유와 참기름을 섞어서 두르고 3의 반죽을 한 수저씩 떠서 도라지꽃을 올리고 노릇하게 지져낸 후 설탕을 뿌려 접시에 꺼내 놓는다.

08 동백꽃차
겸손한 아름다움, 매력

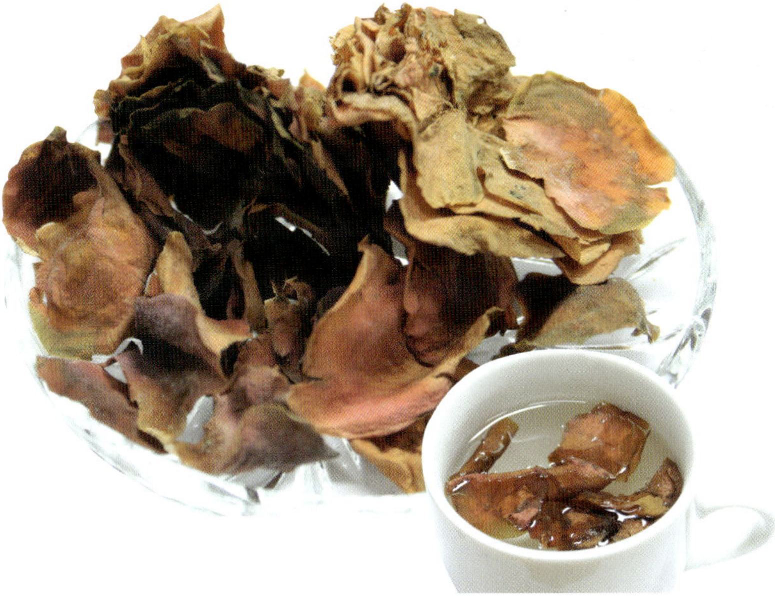

- 꽃말 : 겸손한 아름다움, 매력
- 학명 : *Camellia japonica*
- 영명 : Camellia
- 이명 : 여심화
- 과명 : 차나무과
- 개화시기 : 12~4월

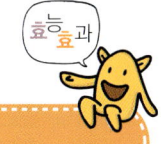

자양강장제, 양혈, 지혈, 산어, 소종의 효능. 토혈, 혈붕, 장풍하혈, 혈리, 화상을 치료. 장출혈의 구급약

❶ 효능 및 꽃의 이용

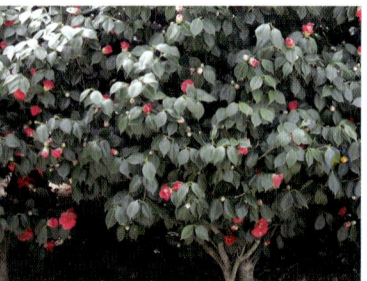

진주수목원의 동백

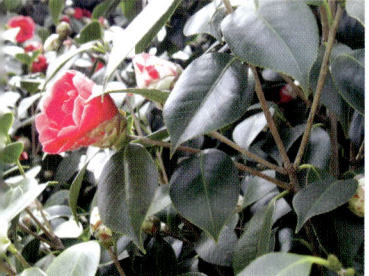

홑동백이 피어 있는 모습

이른 봄에 절에 가보면 주변에 동백나무가 많이 심어져 있는 것을 볼 수 있다. 사찰 주변에 동백나무를 많이 심는 것은 화려함의 극치를 이루던 꽃이 한순간에 떨어지는 모습을 보며 무상함을 깨닫기 위함이라고 한다. 꽃이 시들지 않고 통째로 떨어지기 때문에 동백꽃은 절조와 굳은 의지를 상징하기도 한다. 조선시대 선비들은 동백차를 만들어 마셨고 귀인을 맞이할 때에는 동백꽃으로 꽃꽂이를 해놓았다.

동백꽃은 산다화라고도 하는데 양혈, 지혈, 산어, 소종의 효능이 있고 토혈, 혈붕, 장풍하혈, 혈리, 화상을 치료한다. 꽃에는 지혈작용이 있으므로 토혈, 멍든 피, 피가 나는 상처, 코피, 혈변, 자궁출혈, 월경과다, 산후 출혈이 계속될 때, 혈액순환이 좋지 않아 피가 맺혀 있을 때 약용하면 효과가 있으며, 특히 장출혈의 구급약으로 쓰인다. 꽃에 항암작용이 있으며 강심작용도 있다. 『산야초 동의보감』에서 '동백꽃차는 자양강장제가 되며 여러 가지 출혈을 멈추어 준다'고 밝히고 있다. 외용에는 식용유와 섞어 환부에 바른다.

꽃에는 루코안토시아닌(leucoanthocyanin), 안토시아닌(anthocyanin), 카멜린(camellin), 수바키사포닌(tsubakisaponin), 카멜리아게닌(camelliagenin) A, B, C 등이 함유되어 있다. 절반 정도 핀 동백꽃은 튀김으로 해먹거나 데쳐서 무침으로 먹어도 되며 신선한 꽃 한두 송이는 음식 곁에 장식으로 놓아도 좋다.

차색은 붉은빛이 도는 갈색이며 동백의 꽃잎을 하나씩 떼어 말려 놓은 것은 마치 장미꽃과 비슷하다.

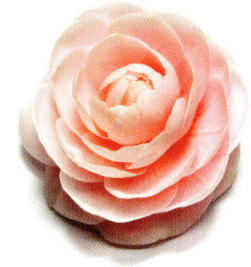

겹동백

🌺 채취 시기와 방법

① 시기: 늦겨울이나 초봄에 꽃이 피기 직전의 꽃봉오리를 수확한다.
② 방법: 차의 재료로 쓸 때는 향이나 맛이 더 부드러운 겹동백을 쓰는 것이 좋으며, 꽃봉오리를 따서 꽃잎만 떼어낸다.

🌼 꽃차 만드는 방법

【만드는 방법 Ⅰ】

① 동백은 점액질이 많아 잘 마르지 않는다. 그늘에서 7~10일간 잘 말린 뒤 밀폐용기에 넣어 보관한다.
② 마실 때는 말린 꽃잎 3~4개를 찻잔에 넣어 끓는 물을 부어 1~2분간 우려내어 마신다.

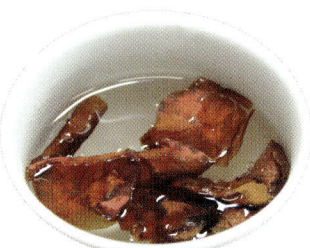

동백꽃차

【만드는 방법 Ⅱ】

① 꽃잎을 따서 같은 양의 꿀이나 설탕에 재워 꽃잎이 저며진 것 같으면 차로 마실 수 있다.
② 저며 둔 꽃차는 냉장 보관한다.
③ 한 스푼 정도 찻잔에 넣고 뜨거운 물을 부어 우려내어 마신다.

09 둥굴레꽃차

고귀한 봉사

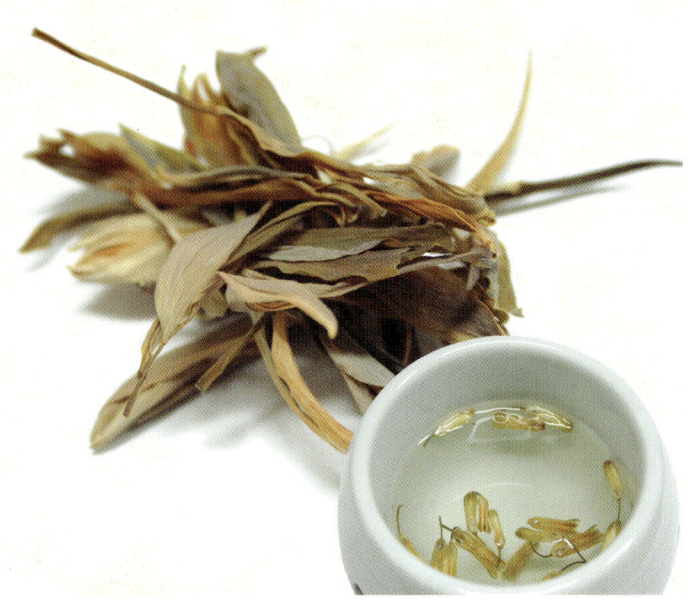

- 꽃말 : 고귀한 봉사
- 학명 : *Polygonatum odoratum var.* pluriflorum (Miq.) Ohwi
- 영명 : Solomon's Seal
- 이명 : 맥도둥굴레, 애기둥굴레, 좀둥굴레, 제주둥굴레, 감야로, 옥죽, 황정
- 과명 : 백합과
- 개화시기 : 6~7월

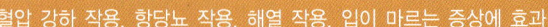

혈압 강하 작용, 항당뇨 작용, 해열 작용, 입이 마르는 증상에 효과

❂ 효능 및 꽃의 이용

예로부터 둥굴레는 어린순과 꽃을 데쳐서 나물로 무치거나 튀김, 기름에 볶아서 먹었다. 또한 갓 채취한 둥굴레꽃은 샐러드 재료로 이용 가능하다.

둥굴레꽃차는 찻잔에 뜨거운 물을 넣자마자 구수한 향이 풍겨 기분이 저절로 좋아진다. 건조되었을 때에는 갈색이었던 꽃이 뜨거운 물 속에서 끝부분의 녹색 부분이 보이면서 오히려 색이 선명해진다.

평소 꽃에 관심 없던 사람도 꽃차를 마시면서는 꽃을 관찰하게 된다. 조금씩 피어나는 꽃을 기다리는 모습들이 사람을 정돈되게 만든다. 맛은 순하고 차색은 갈색이다.

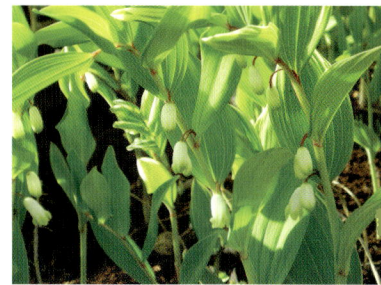

둥굴레꽃과 줄기, 잎

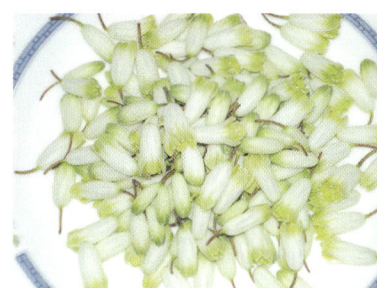

갓 채취한 둥굴레꽃

❂ 채취 시기와 방법

① 시기: 4월 초에 꽃을 채취한다. 초록빛이 들어간 것이 꽃이 핀 것이며 그런 꽃을 수확해야 하는데 눈에 금방 띄지 않으므로 2~3일에 한 번씩은 꽃이 피었나 살펴본다.

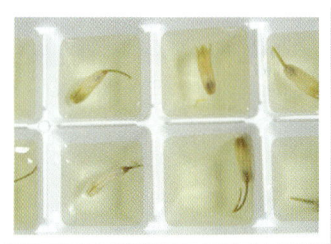

둥굴레꽃 얼음

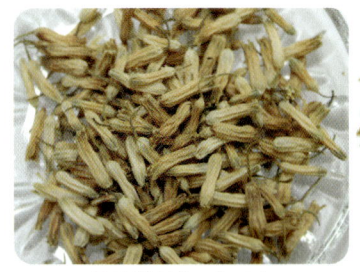
둥굴레꽃 건조 후 모습

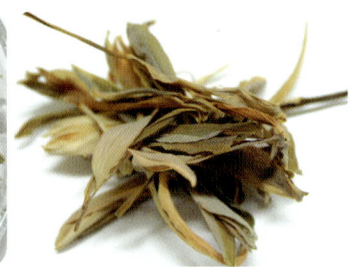
건조된 잎

② 방법: 둥굴레꽃을 아침에 하나씩 떼어서 말린다.

🌀 꽃차 만드는 방법

① 하나씩 떼어 낸 둥굴레꽃잎은 증기로 말리거나 바람이 잘 통하는 그늘에서 말린다. 꽃잎이 두꺼워서 쉽게 마르지 않아 10일 이상 걸린다.
② 둥굴레꽃 10송이 정도를 찻잔에 넣고 뜨거운 물을 부어 우려내어 마신다.

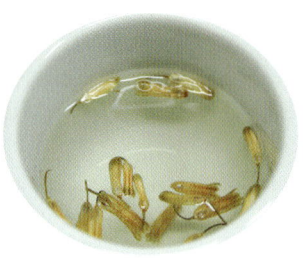
둥굴레꽃차

🟠 차로 마신 후 꽃 이용법

건조해 두었다가 재탕해서 마신다. 또는 둥굴레 뿌리를 갈아 찹쌀가루와 섞어 전을 부치고 그 위에 둥굴레꽃을 올린다.

첫사랑의 감동
10 라일락꽃차

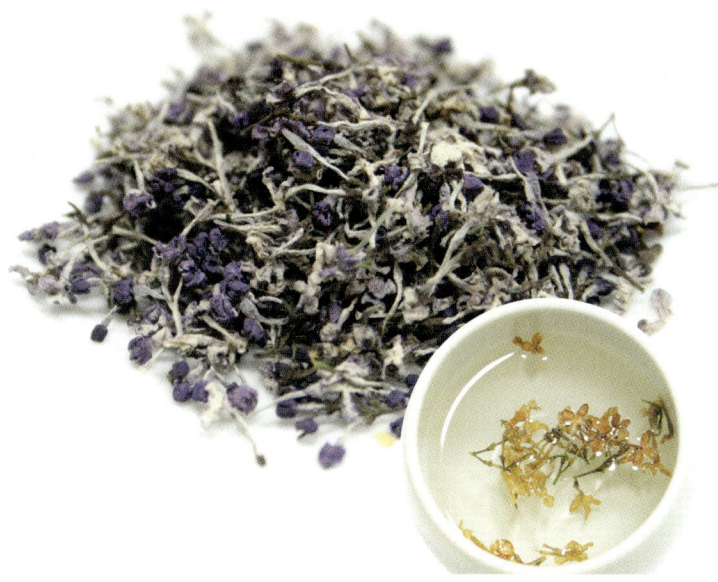

- 꽃말 : 첫사랑의 감동, 젊은 날의 추억, 사랑의 싹
- 학명 : *Syringa dilatata*
- 영명 : Lilac
- 이명 : 수수꽃다리
- 과명 : 물푸레나무과
- 개화시기 : 4~5월

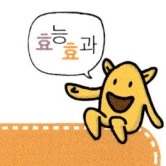

이질을 치료, 향이 좋아 향수의 재료로 사용

❶ 효능 및 꽃의 이용

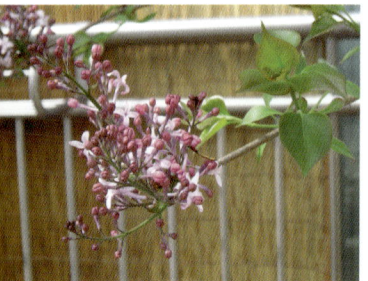

가지 끝에 매달린 라일락 꽃줄기

라일락꽃차는 맛이 좋다. 꽃잎은 쓴맛이 나지만 우러난 맛은 그리 쓰지 않다. 뜨거운 찻물을 부어 라일락꽃의 모양이 완전히 퍼지면 아주 예쁘다. 열에 불안정해 보라색 꽃이 갈색으로 변한다. 차색은 갈색이다.

❷ 채취 시기와 방법

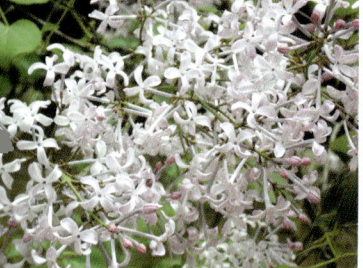

활짝 핀 라일락꽃

① 시기: 5월에 꽃이 활짝 피기 전에 수확한다.
② 방법: 가지의 끝자락에 매달려 있는 꽃을 따고 화서에서 꽃을 하나씩 딴다. 아래쪽 꽃은 이미 피어 있어도 위쪽으로 가면 아주 작은 봉오리가 있다.

❸ 꽃차 만드는 방법

① 떼어낸 꽃은 꽃잎이 그다지 두껍지 않아 3일 정도면 마른다.
② 마른 꽃은 지퍼백에 싸서 밀폐용기에 잘 보관한다.
③ 말린 꽃을 10개 정도 찻잔에 넣고 뜨거운 물을 부어 우려내어 마신다.
④ 쓴맛이 싫으면 살짝 우려내어 마시고 써도 좋으면 약간 두었다가 마신다.

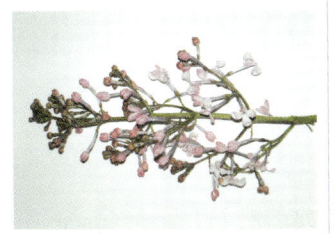
가지 끝에 매달린 라일락꽃

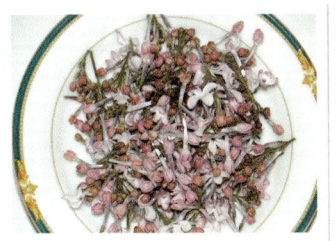
하나씩 떼어 말린다

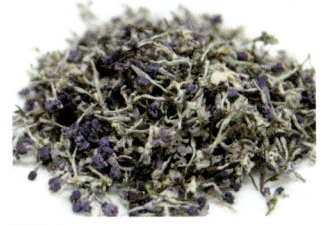
건조한 꽃

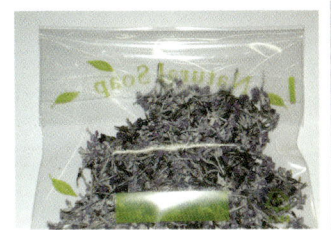
건조한 꽃 보관하기

차로 마신 후 꽃 이용법

① 모아 두었다가 한꺼번에 재탕한다.
② 재건조된 꽃잎을 모아 향 베개를 만든다.

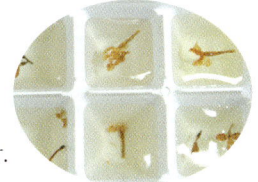
라일락꽃 얼음

라일락=수수꽃다리=정향나무(?)

영어권에서는 라일락(lilac)이라 부르며 프랑스에서는 리라(lilas)라고 한다. 사실 라일락은 중국에 자라는 수수꽃다리 종류를 유럽 사람들이 가져다가 개량한 것을 우리가 다시 수입하여 꽃의 구분이 크게 다르지 않다. 수수꽃다리의 고향은 추운 북쪽지방의 석회암지대이나, 우리나라 어디에나 옮겨 심어도 까다롭게 굴지 않고 잘 자란다. 수수꽃다리를 닮은 나무들이 여럿 있다. 정향나무, 개회나무, 털개회나무, 꽃개회나무들이 그것이다. 정향나무는 오래 전부터 향료와 약재로 널리 알려져 있다. 우리나라 북부지방에 자라는 수수꽃다리와 가까운 혈족 관계에 있는 정향나무는 꽃에 향기가 있다는 점 때문에 같은 이름을 쓰게 되었다.

11 맥문동꽃차

인내

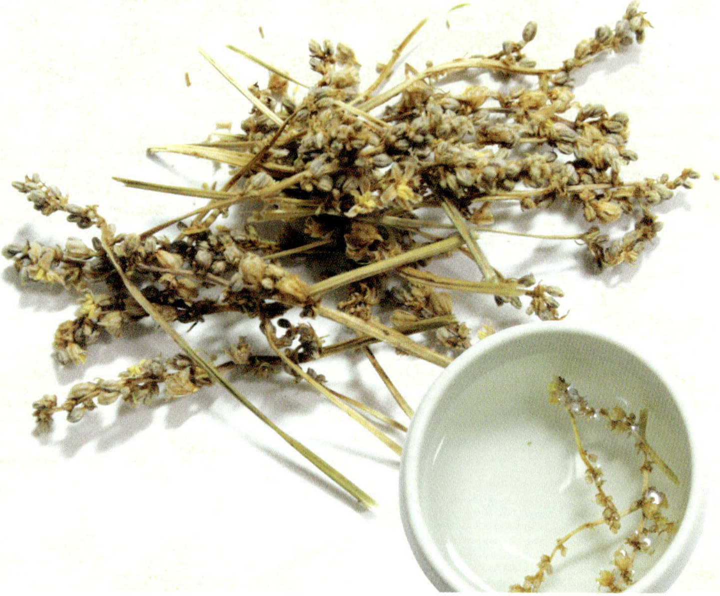

- 꽃말 : 인내
- 학명 : *Liriope platyphylla* Wang et Tang
- 영명 : Broadleaf Liriope
- 이명 : 알꽃맥문동, 넓은잎맥문동
- 과명 : 백합과
- 개화시기 : 5~6월

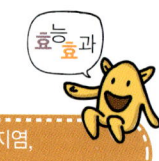

맥문동 전초는 해열 등에 약효가 있고 폐결핵, 만성기관지염, 만성인후염 등에 효과

❶ 효능 및 꽃의 이용

맥문동 뿌리는 보리와 비슷하고, 잎은 겨울에도 시들지 않는다고 하여 맥문동(麥門冬)이라는 이름이 지어졌다. 해열 등에 약효가 있고 폐결핵, 만성기관지염, 만성인후염 등에도 효과가 있다.

둥굴레차 맛과 비슷하며, 꽃줄기에 꽃이 올망졸망 맺힌 것이 아주 귀엽다. 꽃을 관찰하면서 마실 수 있어 더욱 좋은 차이다. 차색은 투명한 연한 노란색이다. 향은 별로 없고 맛은 씁쓸한 맛이며 꽃색은 뜨거운 물을 부어도 빠져 나오지 않는다.

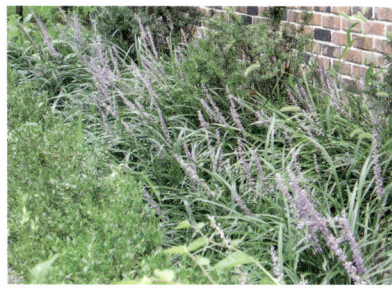

화단에 심어진 맥문동

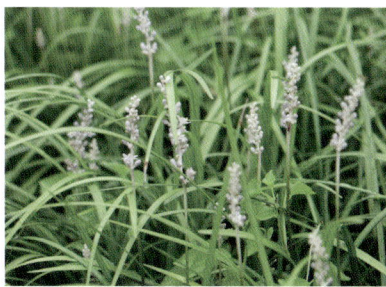

맥문동꽃

❷ 채취 방법

봉오리에서 바로 핀 꽃을 선택한다.

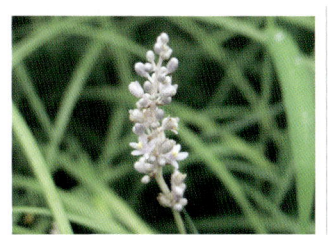

맥문동꽃

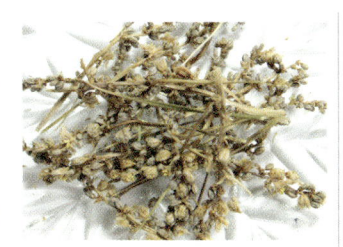

건조한 맥문동꽃

🌸 꽃차 만드는 방법

① 꽃을 그늘에서 1주일 정도 말린다.
② 건조 후 밀폐용기에 보관한다.
③ 꽃줄기 2~3개를 찻잔에 넣고 끓는 물을 부어 1~2분간 우려 마신다.

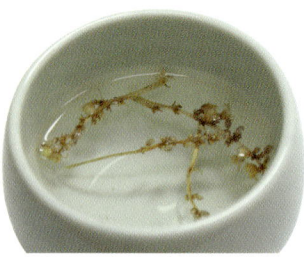

맥문동꽃차

차로 마신 후 꽃 이용법

재탕하여 마신다.

🌱 맥문동이 심어진 아름다운 길

전국에서 가장 아름다운 가로수 길 중의 하나로 꼽히는 전남 담양 메타세콰이아 가로수 길에 맥문동이 심어져 있어 8월 중순에 이 길을 찾으면 만개한 맥문동꽃을 볼 수 있다. 이 시기에는 무더위가 한풀 꺾이면서 데이트하는 연인들과 관광객들이 몰려 자주색 꽃을 배경으로 사진을 찍거나 손을 꼭 잡고 오가는 모습을 볼 수 있다. 맥문동은 가뭄과 추위에 잘 견뎌 겨울에도 잎이 지지 않고 푸른색을 그대로 지니기도 한다.

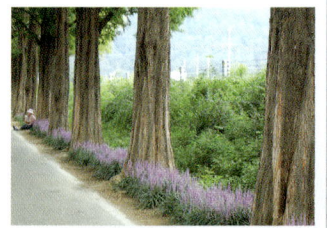

담양 메타세콰이아 길의 맥문동꽃

열정

12 맨드라미꽃차

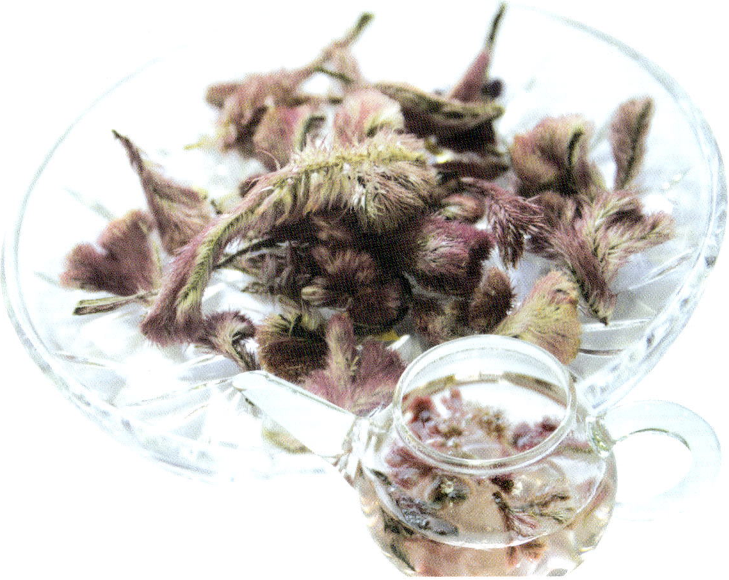

- 꽃말 : 열정
- 학명 : *Celosia cristata*
- 영명 : Cockscomb
- 이명 : 계관화(鷄冠花), 맨도라미, 긴잎맨드라미
- 과명 : 비름과
- 개화시기 : 7~8월

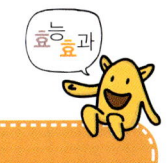

소염, 대하, 복통과 불임, 비염, 축농증에 효과

🌿 효능 및 꽃의 이용

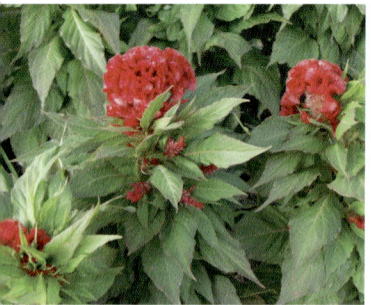
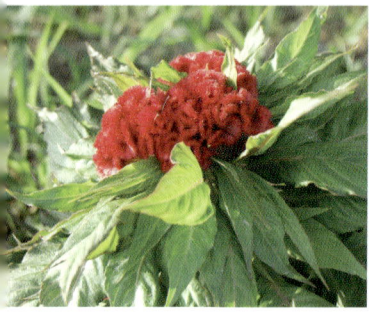

맨드라미꽃

맨드라미꽃은 지사제로 약용하거나 관상용으로 이용한다. 예로부터 꽃을 말려서 달이거나 가루를 내어 설사약으로 사용했다. 치루로 인한 하혈, 적백리, 토혈, 해혈, 적백대하를 치료한다. 외용에는 짓찧어서 환부에 바른다.

꽃의 모양이 마치 닭볏처럼 생겨서 계관화(鷄冠花)라고도 하는 이 꽃은 두툼한 줄기 끝에 꽃들이 모여 핀다. 속명 셀로시아(celosia)는 그리스어로 '불타오르다(burning)'는 뜻으로 꽃색이 불타오르는 것과 같은 적색에서 기인한 것이다. 종명 크리스타타(cristata)는 라틴어로 닭의 볏(crest)을 뜻하는데, 이것은 식물의 꽃 모양을 표현한 것이다.

맨드라미는 영어로 Cockscomb인데, 영명 역시 수탉의 볏이라는 의미로 cock's head라고도 한다. 한방과 민간에서는 씨를 계관자라 하고 꽃을 계관화라 하며 토혈, 요혈, 모든 출혈, 하리, 구토, 거담, 설사, 자궁염, 적백리 등에 다른 약재와 같이 처방한다.

꽃의 붉은 색소는 떡, 부침개를 할 때 즙을 짜서 붉게 물들이면 좋다.

차색은 처음에는 약간 붉다. 뜨거운 물을 부으면 처음에는 그대로 있다가 나중에는 꽃덩어리의 붉은빛이 빠지면서 하얀색으로 변한다. 맛은 순한 편이다.

🌷 채취 방법

봉오리에서 바로 핀 맨드라미꽃을 선택한다.

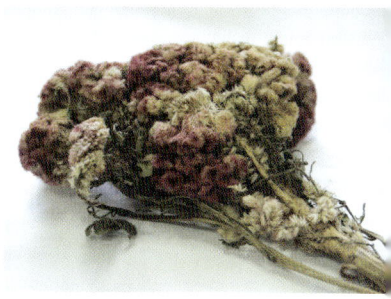

🌀 꽃차 만드는 방법

① 꽃송이를 따서 깨끗이 씻는다.
② 소쿠리에 꽃송이를 적당히 떼어서 그늘에서 말린다.
③ 밀폐용기에 담아 냉장 보관한다.
④ 찻잔에 꽃을 넣고 뜨거운 물을 부어 우려내 마신다.

꽃줄기 전체를 말린 사진

🟠 차로 마신 후 꽃 이용법

재탕하여 마시거나 재건조하여 목욕재로 이용한다.

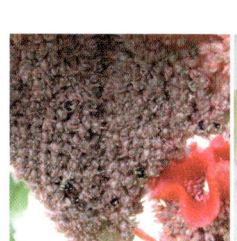
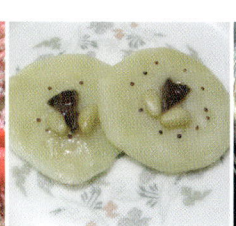
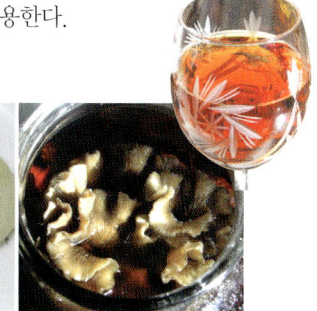

맨드라미 씨앗　　　맨드라미 화전　　　맨드라미 술

13 머위꽃차

공평

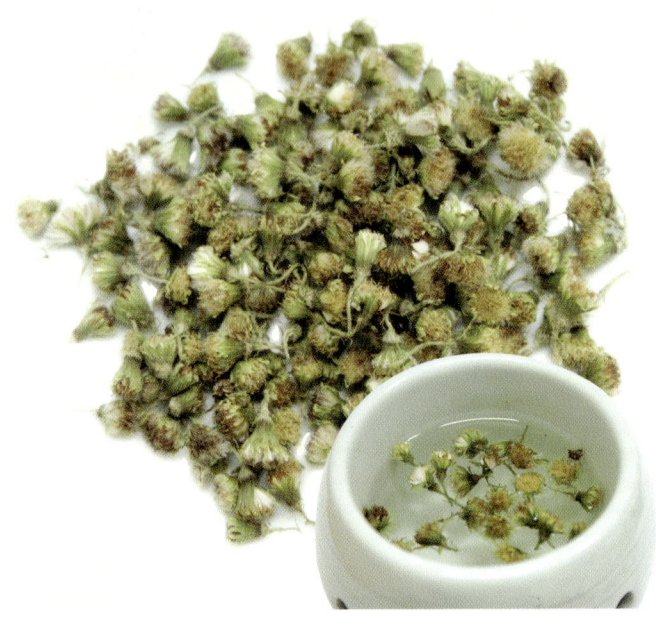

- 꽃말 : 공평
- 학명 : *Petasites japonicus* (Siebold & Zucc.) Maxim.
- 영명 : Fuki, Sweet-scented Tussilage, Japanese Butterbur
- 이명 : 머구, 봉즙채, 사두초, 봉두채, 관동화
- 과명 : 국화과
- 개화시기 : 4~5월

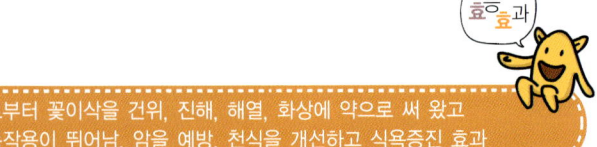

예로부터 꽃이삭을 건위, 진해, 해열, 화상에 약으로 써 왔고 해독작용이 뛰어남. 암을 예방, 천식을 개선하고 식욕증진 효과

🌱 효능 및 꽃의 이용

봄철에 덩어리로 뭉쳐 갓 자라는 머위꽃은 날것을 된장에 박아 장아찌를 만들거나 조림을 하면 맛이 아주 좋다.

머위는 줄기나 잎보다는 꽃을 튀김하면 일품으로 치는데 만날 수 있는 시기가 짧아 아쉬움이 있다.

차맛은 순하다. 약간 코끝이 찡한 느낌은 있지만 독한 느낌은 없

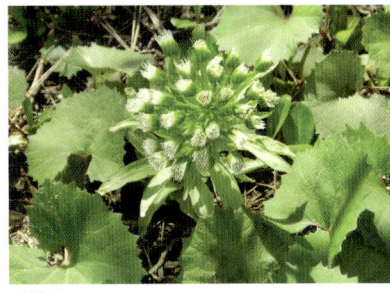

머위꽃

다. 찻잔에서 꽃이 무더기로 피는 모습이 아름답다. 차로 우리면 말린 꽃은 4배 정도 커진다. 차색이 연녹색으로, 두면 둘수록 계속 쓴맛이 우러난다. 재탕을 해서 먹으면 좋은 차 재료이다. 머위는 3월 말부터 땅에 바짝 붙어 핀다. 처음에는 눈에 띄지 않지만 자세히 들여다보면 작은 꽃들이 뭉쳐서 피어 있다. 습한 곳에서 잘 자란다.

🌸 채취 방법

봉오리에서 바로 핀 꽃을 선택한다.

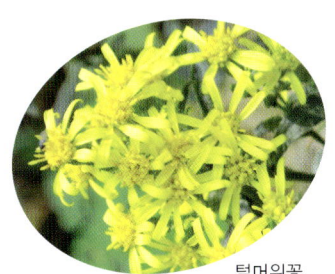

털머위꽃

💧 꽃차 만드는 방법

① 머위꽃을 하나씩 떼어내어 그늘에서 말린다.
② 밀폐용기에 담아 두고 사용한다.
③ 작은 꽃봉오리를 7~8송이 찻잔에 담고 뜨거운 물을 부어 우려내어 마신다.

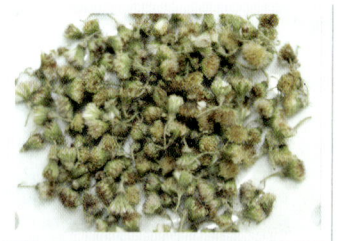
건조한 머위꽃

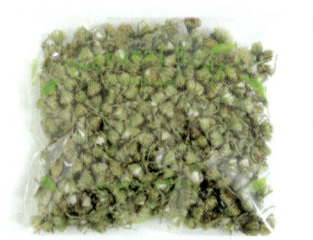
포장된 건조 꽃봉오리

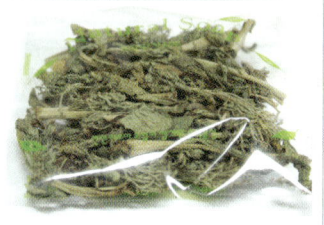
차로 이용할 수 있는 잎과 줄기

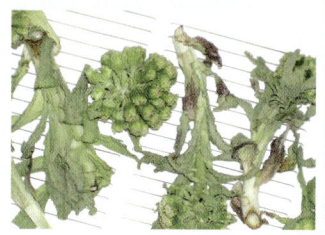
덩어리로 건조 시 잘 마르지 않음

🟠 차로 마신 후 꽃 이용법

모아서 말려 두었다가 재탕해서 마시거나, 떡이나 만두를 찔 때 물속에 넣어 훈증을 하면 향기도 좋고 보관을 오래할 수 있다.

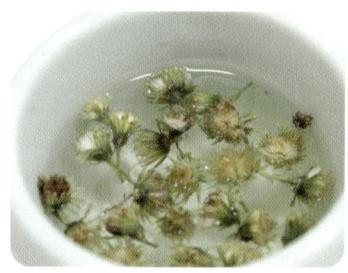
머위꽃차

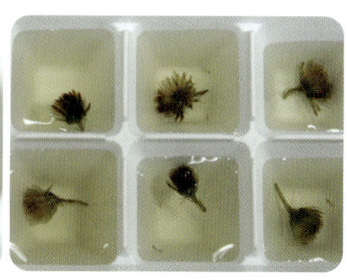
머위꽃 얼음

자연에의 사랑
14 목련꽃차

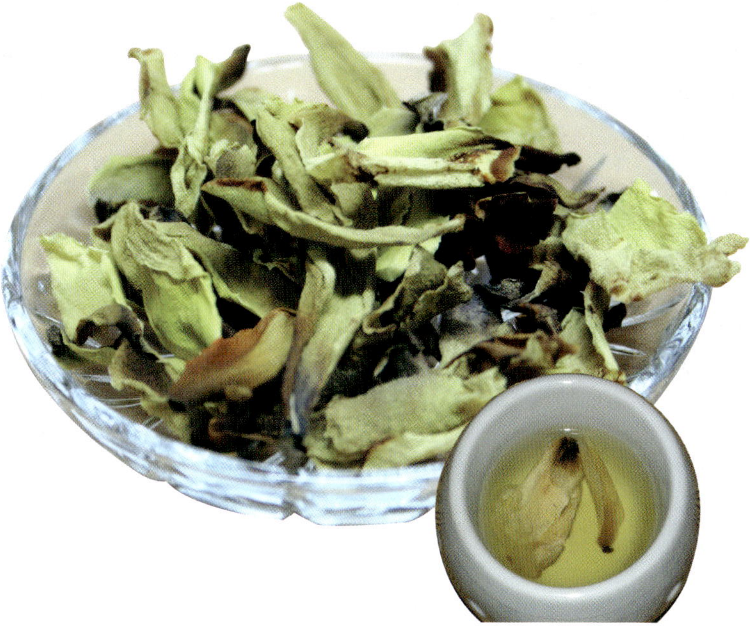

- 꽃말 : 자연에의 사랑
- 학명 : *Magnolia kobus*
- 영명 : Kobus Magnolia
- 이명 : 북향화, 옥수옥, 목필
- 과명 : 목련과
- 개화시기 : 3~4월

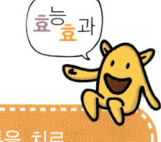

소염, 월경 전의 복통과 불임, 비염, 축농증, 코막힘, 치통을 치료

🌱 효능 및 꽃의 이용

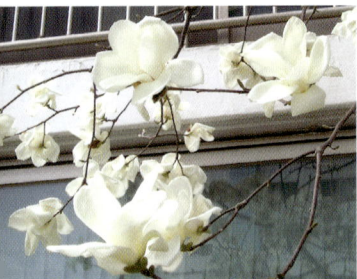
백목련

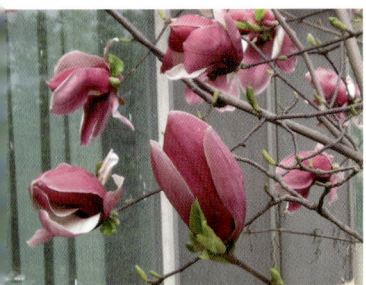
자목련

해마다 4월이면 '4월의 꽃'인 목련이 공원이나 정원을 환하게 밝힌다. 이처럼 화사하고 풍성하게 봄기운을 안기는 우리가 흔히 보는 목련은 중국에서 오래 전에 들어온 백목련이다. 자주색 꽃이 탐스러운 자목련도 중국 원산이다. 조경수로 많이 심는 일본목련은 일본 원산으로 일제강점기 때 들어왔다.

목련은 1억 년 전부터 화석에 밝혀진 교목성 꽃나무로 매혹적인 향기를 지녔다. 지구상에 150여 종으로 북쪽을 향해 꽃이 피는 것이 특이하다.

꽃봉오리를 '신이'라 하며 거풍, 통규의 효능이 있고 두통, 축농증, 코막힘, 치통을 치료한다.

꽃을 '옥란화'라고 하며 소염, 익폐화기의 효능이 있고 월경 전의 복통과 불임을 치료한다. 또한 집중력이 떨어지는 것을 예방하는 효과가 있다. 2000년 전부터 목련꽃을 약으로 썼다. 콧병에 효과적이다. 목련꽃 봉오리는 폐, 기관지 등에 작용하여 코막힘을 뚫어주고 찬 기운을 발산시키는 작용이 있어 비염, 축농증 등에 차 형식으로 장기간 마시면 효과를 볼 수 있다.

목련꽃차는 한방에서 신이화차라고 한다. 꽃에는 마그놀올(magnolol), 호노키올(honokiol)이 함유되어 있다. 꽃은 향수로 이용되며 씨앗, 뿌리, 나무껍질은 가려움증 치료에 사용된다. 맛이 그윽하고 은은하여 차의 재료로 아주 좋다. 차의 색은 갈색이며 차맛은 약간 매운 느낌이 난다.

🌷 채취시기 및 방법

① 시기: 목련꽃은 3~4월에 수확한다. 꽃봉오리나 흰색의 꽃이 1cm 이상 꽃받침에서 튀어 올라 왔을 때가 가장 좋으며, 꽃이 핀 것도 상관없다.
② 방법: 봉오리 안에 꿀이 많아 끈적끈적하여 쉽게 건조되지 않으므로 암술, 수술, 자방을 잘 떼어낸다. 꽃에 상처가 생기지 않도록 조심해서 손질한다.

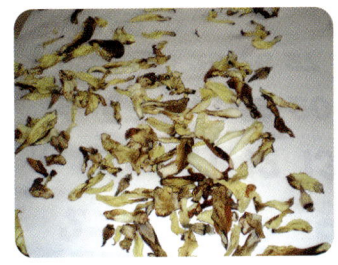
건조한 목련꽃

🌼 꽃차 만드는 방법

① 목련꽃을 따서 봉오리를 깨끗이 손질하여 설탕에 겹겹이 재운다.
② 사람의 체온이 닿으면 꽃의 색이 갈색으로 변하므로 주의한다.
③ 약 15일 정도 지나면 마실 수 있다.

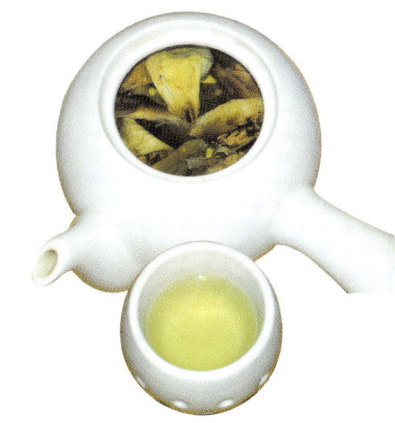
목련차

🍵 차로 마신 후 꽃 이용법

① 한 번 달인 차는 2~3첩을 모아서 재탕하여 마신다.
② 향기가 좋으므로 목욕 시 이용한다.

감사하는 마음
15 민들레꽃차

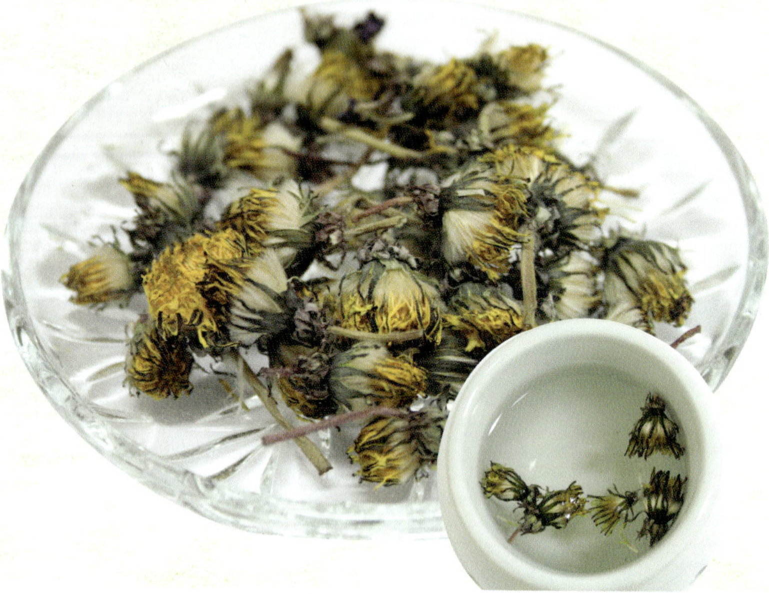

- 꽃말 : 감사하는 마음
- 학명 : *Taraxacum platycarpum*
- 영명 : Dandelion
- 이명 : 안질방이, 포공영
- 과명 : 국화과
- 개화시기 : 3~5월

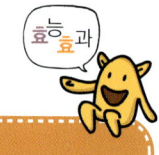

위통, 위장 허약, 위염, 소화불량, 설사, 변비에 효능

❶ 효능 및 꽃의 이용

민들레는 버릴 게 없다. 잎은 비타민, 미네랄이 풍부한 건강식품으로 무침이나 생잎쌈으로도 좋고 살짝 데쳐서 된장과 버무려 무쳐 먹으면 아주 맛이 있다. 잎에 들어 있는 β-카로틴은 유해산소를 제거하여 노화와 성인병을 막아주는 항산화 물질이다. 민간에서는 사마귀, 검버섯을 제거하는 데도 잎을 썼다.

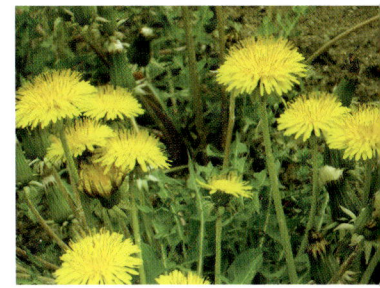

무리지어 피어 있는 민들레

민들레꽃은 우려 마시거나 끓여 마시기도 한다. 꽃을 모아 술을 담가서 약 한 달 후 꽃은 건져서 버리고 술은 그늘에 숙성 보관해 두었다가 약술로 소주잔 한 잔씩 마시면 위장질환 개선에 효과가 있다.

민들레의 성분은 전초에는 플라보노이드인 코스모시인, 루테올린, 글루코시드, 타라사스테롤, 콜린, 이눌린 및 펙틴 등이 들어 있다. 꽃에는 아르니디올, 프라보산딘 및 루테인 등이 들어 있다. 꽃가루에는 시토스테롤, 스티크마스트, 엽산 및 비타민 C 등이 들어 있다.

찻잔에 뜨거운 물을 부으면 노란색이 금방 우러난다. 맛도 순하다. 차 색은 연한 노란색이며 꽃얼음을 만들어 마셔도 좋다.

❷ 채취 시기와 방법

① 시기 : 봉오리에서 바로 핀 꽃을 선택한다.
② 방법 : 오전에 꽃받침 바로 밑에서 수확한다. 해가 질 무렵에는 꽃이 오므라들어 수확하기 어렵다. 간혹 민들레씨를 봉오리인 줄 알고 수확하여 낭패를 보기도 한다.

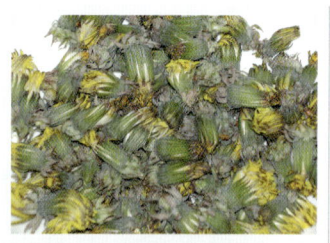

| 수확한 꽃 | 말리는 과정 |

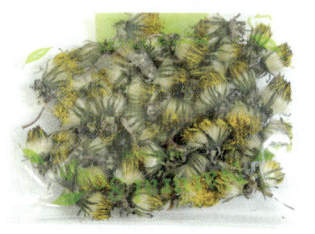

| 말린 꽃 | 말린 꽃의 보관 |

꽃차 만드는 방법

【만드는 방법Ⅰ】

① 민들레 꽃봉오리를 따서 1~2분 정도 찐다.
② 채반에 펼쳐 놓고 그늘에서 70%를 말린 뒤에 나머지는 햇빛에서 말린 후 건조된 꽃을 프라이팬에 살짝 볶아 낸다.

【만드는 방법Ⅱ】

① 민들레 꽃봉오리를 따서 꽃 무게와 동량의 꿀을 재운다.
② 15일 이상 그늘지고 선선한 곳에서 숙성시킨 후 꿀에 재워 숙성한 민들레는 냉장보관한다.
③ 민들레꽃 1~2개를 찻잔에 넣고 끓는 물을 부어 우려내어 마신다.

의혹, 배신, 불신감
16 박태기꽃차

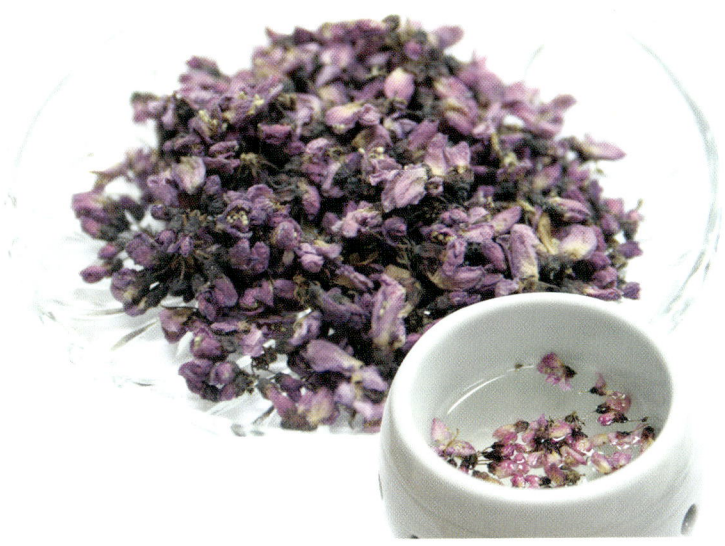

- 꽃말 : 의혹, 배신, 불신감
- 학명 : *Cercis chinensis* Bunge
- 영명 : Chiness Redbud, Chinese Judas Tree
- 이명 : 소방목, 밥태기꽃나무, 구슬꽃나무
- 과명 : 콩과
- 개화시기 : 4월

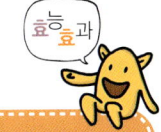

청열, 양혈, 소장을 통하게 하고 거풍, 해독의 효능이 있음

❶ 효능 및 꽃의 이용

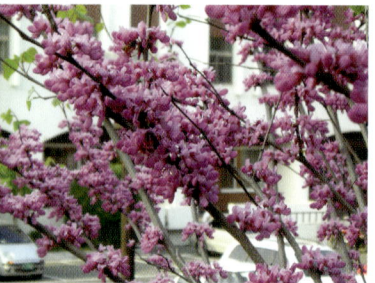

조경수로 심어진 박태기나무

박태기나무 줄기나 뿌리껍질 삶은 물은 이뇨작용을 잘 해주어 소변이 안 나오는 사람에게 탁월한 효험이 있고, 중풍·고혈압 또는 대하증 등 부인병 치료에도 효과가 있다고 한다. 나무 또한 소방목이라고 해서 약재로 쓰인다.

박태기꽃은 먹기도 하는데 약간의 독성이 있고 아린 맛이 나서 많이 먹어서는 안 된다. 차맛은 순하고 보랏빛 꽃이 열에 안정적이어서 뜨거운 물을 부어도 색을 유지한다. 차색은 약간 갈색이다.

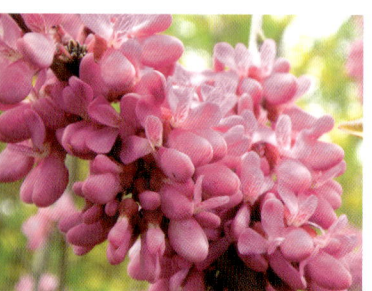

줄기에 밥풀처럼 매달린 꽃

❷ 채취 시기와 방법

① 시기: 박태기꽃은 보랏빛이 보일 때 수확한다. 봉오리에서 바로 개화한 것을 이용한다.
② 방법: 꽃잎을 수확할 때 약간 끈적거림을 느낄 수 있으므로 장갑을 끼고 하거나 가위를 사용한다.

❸ 꽃차 만드는 방법

① 꽃잎을 군데군데 솎는 것처럼 따서 그늘에서 7일 정도 말린다.
② 밀폐용기에 담아서 보관한다.

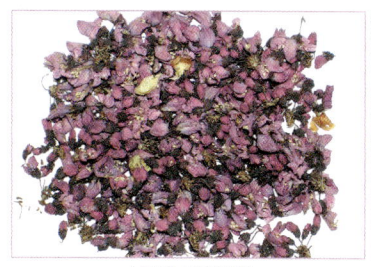
수확한 박태기꽃

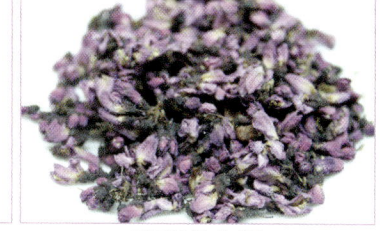
건조한 박태기꽃

③ 말린 꽃을 10송이 정도 찻잔에 담고 끓는 물을 부어 1~2분간 우려내어 마신다.

🍵 차로 마신 후 꽃 이용법

① 재건조 후 여러 가지 재료를 섞어 포푸리로 이용한다.
② 화전을 부쳐 먹는다.

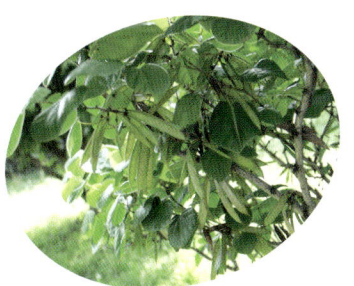
꽃이 진 후 매달린 꼬투리

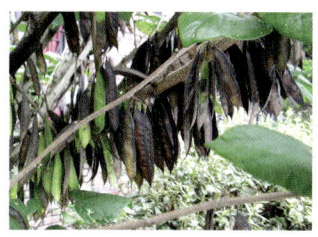
성숙된 꼬투리

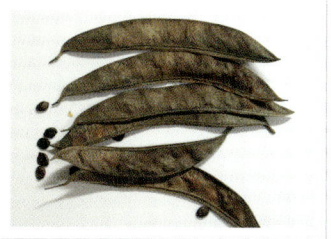
꼬투리와 씨앗

17 배꽃차
온화한 애정

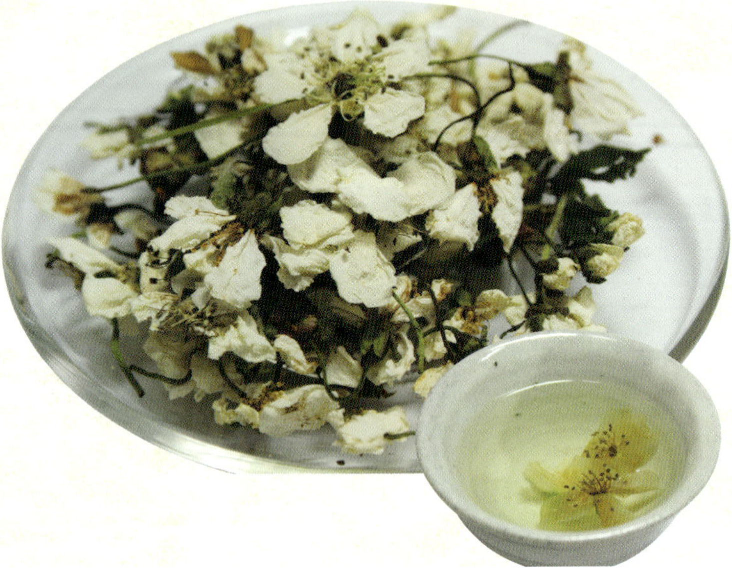

- 꽃말 : 온화한 애정
- 학명 : *Pyrus Linne*
- 영명 : Pear
- 이명 : 이화, 이목(梨木)
- 과명 : 장미과
- 개화시기 : 4월

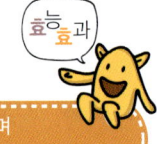

효능효과

배는 기관지, 천식, 가래 등 만성호흡기 질환에 효과적이며
암 예방에도 도움을 줌

🌿 효능 및 꽃의 이용

흔히 절세미인을 꼽을 때 동양에서는 양귀비, 서양에서는 클레오파트라를 언급하곤 한다. 그 명성답게 클레오파트라는 젊은 피부를 유지하기 위해 꿀과 우유로만 목욕했고, 양귀비는 배꽃, 복숭아꽃, 모과꽃, 살구꽃 등 7가지 꽃잎을 소주에 담가 여과시킨 액을 화장수로 사용했다는 이야기가 전해지기도 한다.

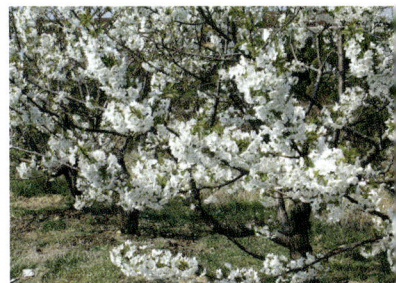
배나무 밭

배꽃은 향기가 좋아 에센셜오일로 나오고 있으며 향초, 비누, 바디제품 등으로 출시되고 있다. 일반적으로 농가에서는 크고 맛있는 과일을 얻기 위해서 봄철에 배꽃 솎기 작업을 한다. 그러므로 충실한 배를 만들기 위해 배꽃을 솎는

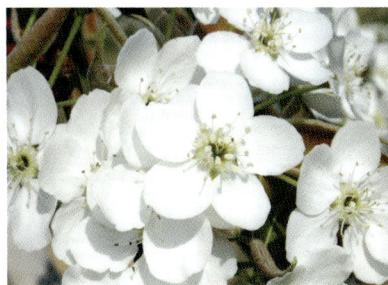
배꽃

작업을 할 때 많이 모아서 말려 두었다가 이용하면 좋다. 또한 배꽃 가지를 잘라서 염색재에 담가 두었다가 프레스 플라워(압화)로 이용한다. 여러 가지 색으로 염색하여서 이용하면 다양한 작품에 사용할 수 있다.

차향이 은근하게 나며 차맛은 순한 편이다. 차색은 연한 갈색이다.

🌸 채취 방법

봉오리에서 바로 핀 꽃을 선택한다.

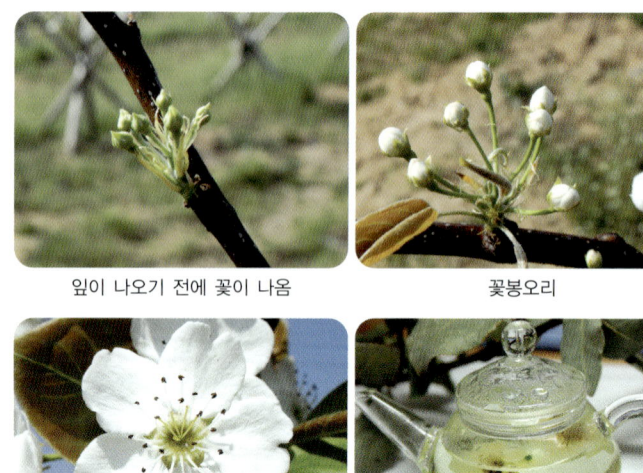

잎이 나오기 전에 꽃이 나옴 꽃봉오리

활짝 핀 배꽃 배꽃차

🌀 꽃차 만드는 방법

① 봉오리에서 막 핀 배꽃을 수확한다.
② 깨끗이 씻어 그늘에서 말린다.
③ 밀폐용기에 넣어 냉장 보관한다.
④ 꽃 3송이 정도를 찻잔에 넣고 뜨거운 물을 부어 마신다.

🌀 차로 마신 후 꽃 이용법

① 재건조하여 복숭아꽃, 제비꽃, 유채꽃과 섞어 마신다.
② 재건조하여 목욕재로 이용한다.

18 벚꽃차
정신미

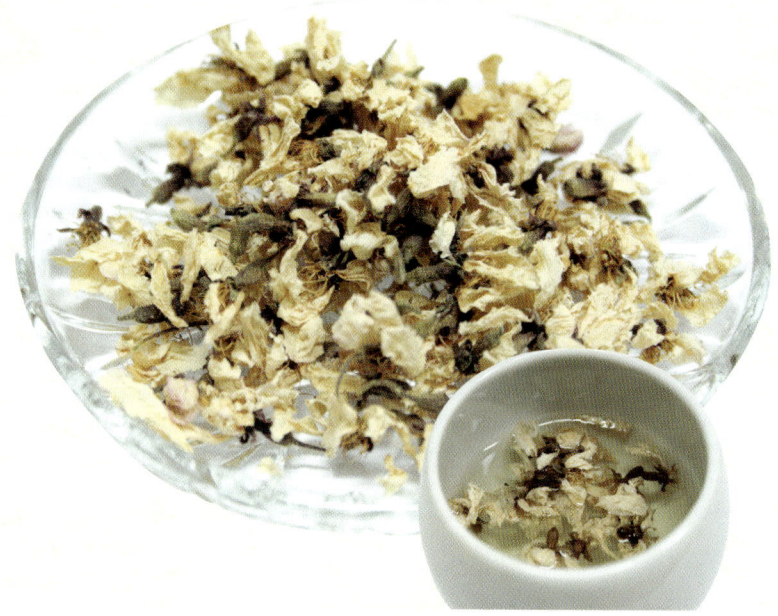

- 꽃말 : 정신미
- 학명 : *Purnus yedoesis* Matsumura
- 영명 : Cherry
- 이명 : 산벚나무, 왕벚나무, 올벚나무, 수양벚나무
- 과명 : 장미과
- 개화시기 : 3~4월

숙취나 식중독의 해독제로 쓰임. 벚꽃 잎에는 비타민 A·B·E가 풍부하며, 신염, 당뇨병, 무좀, 습진, 기침에 효과

🌿 효능 및 꽃의 이용

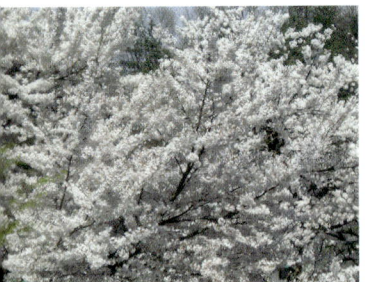

도심 속의 벚꽃

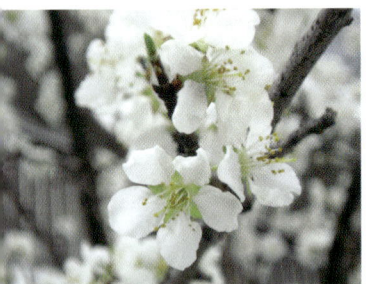

벚꽃

벚꽃 잎에는 비타민 A, 비타민 B, 비타민 E가 들어 있으며, 벚나무 잎은 피부병에 효과가 있다. 벚나무 잎을 그늘에서 말린 것을 달여서 땀띠, 습진, 피부병 등에 바르면 잘 낫는다. 벚꽃을 따서 꽃잎과 꿀을 넣어 버무려 벚꽃청을 만들어도 좋다. 차맛은 순하며, 꽃의 향긋한 향이 그대로 전해진다. 차색은 연한 갈색이다.

🌸 채취 방법

너무 활짝 핀 것보다는 봉오리에서 바로 핀 것을 채취한다.

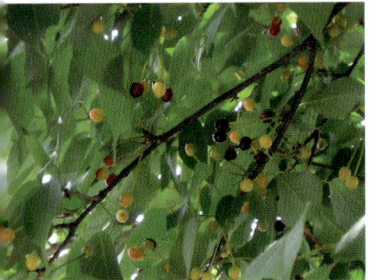

벚나무 열매 버찌

💧 꽃차 만드는 방법

【만드는 방법 I】
① 벚꽃을 따서 꽃잎만을 모아 잘 씻은 다음 물기가 제거되도록 채반에 받쳐 둔다.
② 벚꽃을 그늘에서 일주일 정도 말린다.
③ 찻잔에 한 스푼 정도의 꽃을 넣고 뜨거운 물을 부어 마신다.

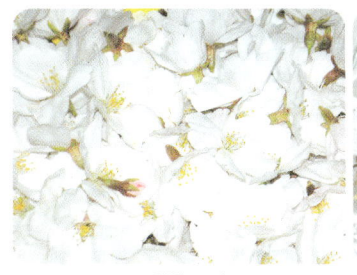
수확한 꽃잎

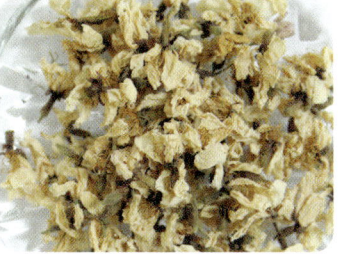
건조한 꽃잎

【만드는 방법Ⅱ】
① 벚꽃에 설탕을 넣고 재워서 15일 정도 그늘지고 시원한 곳에 둔다.
② 설탕에 재워둔 벚꽃을 한 스푼 정도 덜어 뜨거운 물을 부어 마신다.
③ 은은한 향이 나며 꽃잎이 투명해지면 마신다.

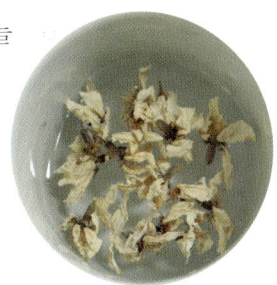
뜨거운 물을 넣은 직후의 모습

◯ 차로 마신 후 꽃 이용법

재탕하여 마신다.

🌱 벚나무의 다양한 효능

일본에는 '사쿠라모찌'라는 음식이 있다. 이것은 소금에 절인 벚나무 잎으로 싸서 찐 떡으로 독특한 향이 일품이다. 벚나무 잎에는 '쿠마린'이라는 성분이 들어 있는데 이는 음식물이 잘 상하지 않게 하는 작용을 한다. 벚나무 껍질에는 사쿠라닌이라는 물질이 들어 있는데 이 물질을 뽑아 내어 만든 것이 '프로틴'이라는 기침약이다. 해소·기침에는 벚나무 껍질을 진하게 달여서 복용하면 효과가 있다. 벚나무 속껍질은 식중독, 생선 중독, 버섯 중독에도 효과가 있다. 특히 고등어, 가다랭이 같은 등푸른생선에 중독되었을 때 벚나무 속껍질을 달여 먹으면 효과가 있다. 또 소화불량이나 설사에도 효과가 있다.

19 복숭아꽃차
희망

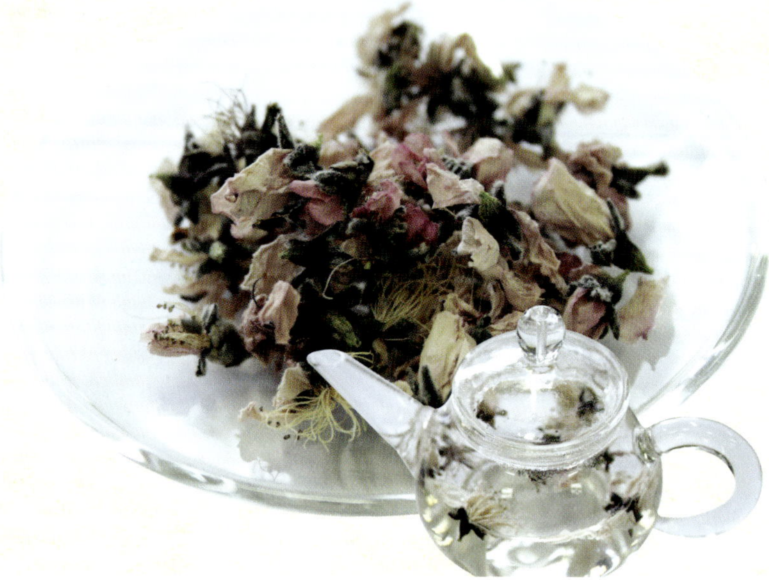

- 꽃말 : 희망
- 학명 : *Prunus persica*
- 영명 : Prunus
- 이명 : 복사나무, 도화
- 과명 : 장미과
- 개화시기 : 4월

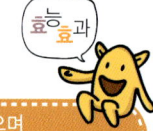

한방에서 주로 설사를 낫게 하고, 미용차로서 효과가 높으며
변비, 각기, 결석, 해독에 혈관 확장, 지혈작용 등에 효과

✿ 효능 및 꽃의 이용

복숭아나무는 꽃에서 나는 화사한 향기와 아름다운 꽃잎이 일품이다. 예전부터 여인들은 복숭아꽃차를 마시면 얼굴이 연분홍빛 복사꽃처럼 된다는 믿음에서 복숭아꽃차를 즐겨 마셨다고 전해진다. 다이어트에도 효과가 있다.

복숭아나무는 버릴 게 없는 식물이다. 꽃과 열매, 잎, 가지 모든 것을 약으로 쓴다. 복숭아꽃은 한방에서 주로 설사를 낫게 하는 하제로 쓰인다.

차색은 연한 노란빛이고 뜨거운 물을 부으면 꽃색이 붉은색에서 연해진다. 열에 불안정한 색소를 가진 것으로 보인다. 향이 좋아 기분 전환을 필요로 할 때 마시면 좋은 차이다.

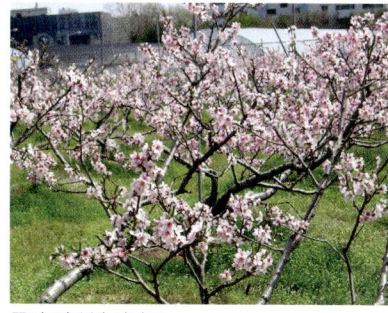
꽃이 핀 복숭아나무

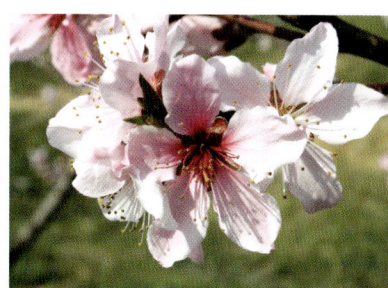
복숭아꽃

✿ 채취 방법

봉오리나 봉오리에서 바로 핀 꽃을 선택한다.

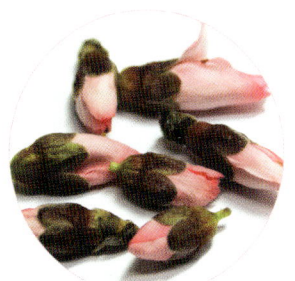
복숭아 꽃봉오리

🌼 꽃차 만드는 방법

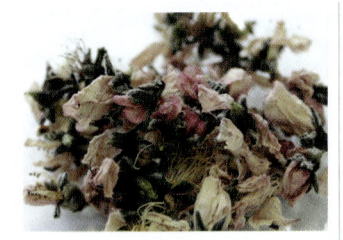

말린 복숭아꽃

【만드는 방법 Ⅰ】
① 복숭아꽃을 깨끗이 씻은 다음 물기가 어느 정도 사라지면 보관할 용기에 꽃잎과 꿀 또는 설탕으로 겹겹이 재운다.
② 15일 정도 지나면 차로 이용할 수 있다.
③ 냉장 보관하며 찻잔에 재운 꽃 한 스푼(약 15g)을 넣고 뜨거운 물을 넣어 우려내어 마신다.

【만드는 방법 Ⅱ】
① 깨끗이 손질한 복숭아꽃을 바람이 잘 통하는 곳에서 말려 사용한다.
② 말린 꽃 한 스푼(5~7송이)을 찻잔에 넣고 우려내어 마신다.

🟠 차로 마신 후 꽃 이용법

① 재건조하여 백설기를 할 때 여러 가지 재료를 섞어 떡을 만든다.
② 목욕 재료로 이용 가능하다.

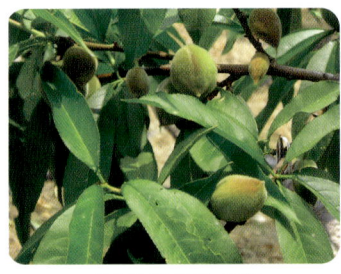

복숭아 덜 익은 상태

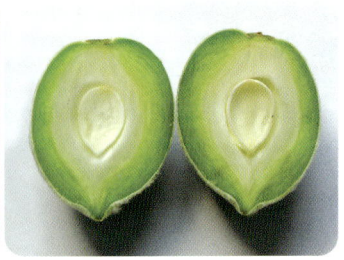

가운데 씨가 생기는 모습

20 봉선화꽃차

건드리지 마세요

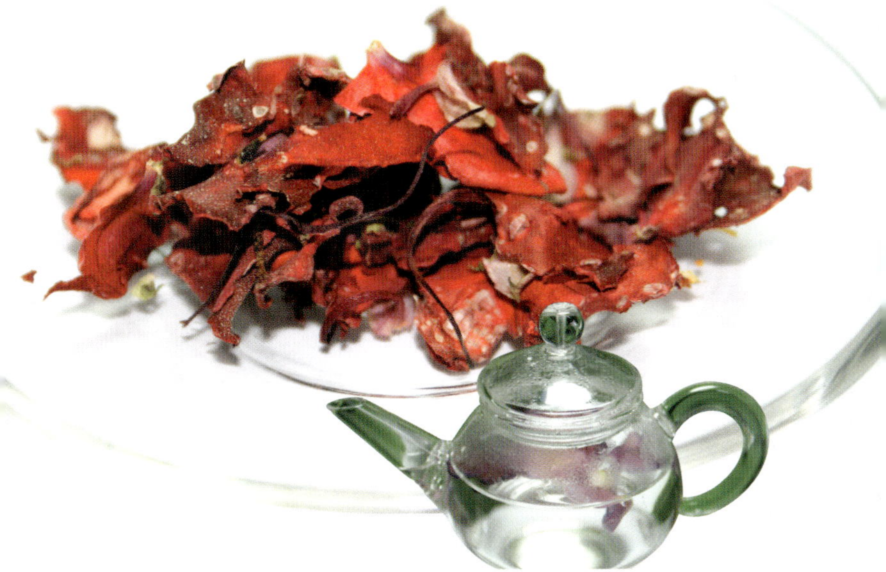

- 꽃말 : 건드리지 마세요
- 학명 : *Impatiens balsamina* L.
- 영명 : Touch-me-not
- 이명 : 봉숭아
- 과명 : 봉선화과
- 개화시기 : 7~8월

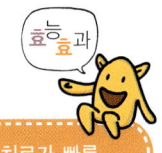

설사 멈춤, 해독 작용, 달인 물을 벌레 물린 곳에 바르면 치료가 빠름

🌿 효능 및 꽃의 이용

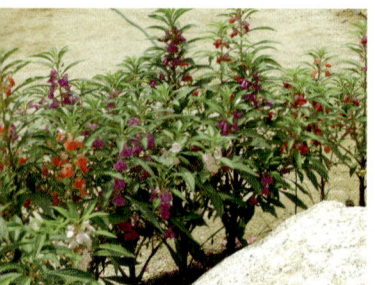

무리지어 피어 있는 봉선화

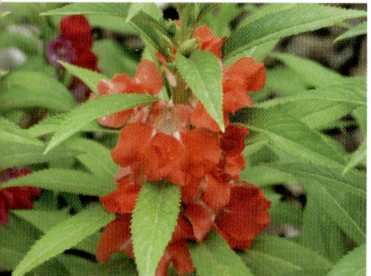

활짝 핀 봉선화

봉선화는 꽃에 델피니딘(delphinidine), 펠라고니딘(pelargonidin), 시아니딘(cyanidin), 말비딘(malvidin) 등이 함유되어 있다. 꽃을 손으로 따면 간단하게 수확할 수 있다.

꽃색이 다양하고 모양이 아주 귀여워 과자나 샐러드에도 잘 어울린다. 9월 말경 봉선화가 지면서 열매가 열릴 때 만져보면 갑자기 꼬투리가 톡 터져 사방으로 씨가 흩어지는 경험을 해 본 적이 있을 것이다. 아이들과 함께 봉선화 열매를 건드려 보면 깜짝깜짝 놀라면서 아주 재미있어 한다.

차색은 연한 붉은색이다. 맛은 순한 편으로 뜨거운 물을 부으면 색이 연해진다.

🌱 채취 방법

봉선화는 봉오리에서 바로 핀 꽃을 선택한다.

💠 꽃차 만드는 방법

① 봉선화 꽃잎을 조심스럽게 따서 깨끗이 씻어 말린다.

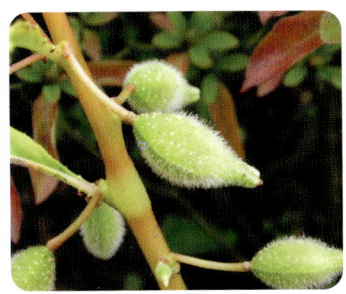
봉선화 꼬투리

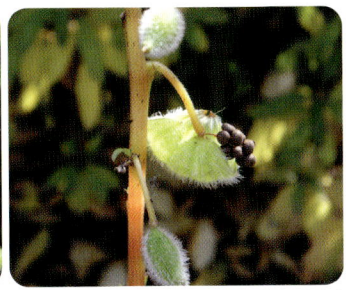
꼬투리가 터지면서 씨가 멀리 퍼져 나간다

② 일주일 정도 건조 후 밀봉한다.
③ 꽃잎 5g 정도를 찻잔에 넣고 우려내어 마신다.

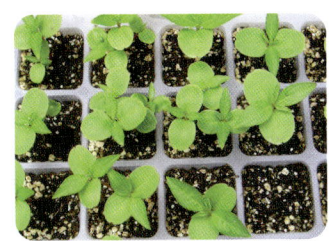
봉선화 종자 번식

◯ 차로 마신 후 꽃 이용법

한 번 차로 마신 봉선화꽃차는 재탕하여 마신다.

🌼 아프리카 봉선화

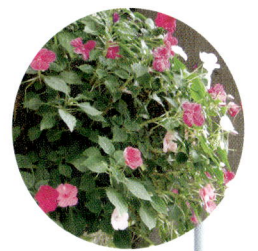

아프리카 봉선화의 영명은 African Balsam이고, 학명은 *Impatiens sultanii*이다. 아프리카 봉선화는 보통 봉선화와 유사한 점이 많으나 봉선화는 잎이 길고 겹꽃이 많은 반면 아프리카 봉선화는 잎이 짧고 둥글며 홑꽃이 대부분이다. 봉선화는 꽃이 입체적으로 모체에 부착되어 있으나 아프리카 봉선화는 거의 평면적으로 위에 퍼져 있다. 꽃은 백색, 분홍색, 핑크색과 적색에 이르기까지 다양한 색의 꽃을 피워 낸다. 매달기 화분이나 큰 용기에 기르고 가능한 한 강한 비에는 맞지 않도록 한다. 보통 외국의 집 앞 벽면 장식에 많이 이용된다. 음지나 공해에도 강하며 키우기가 쉬워 화단에 유리한 꽃이다.

지속, 불변
21 산수유꽃차

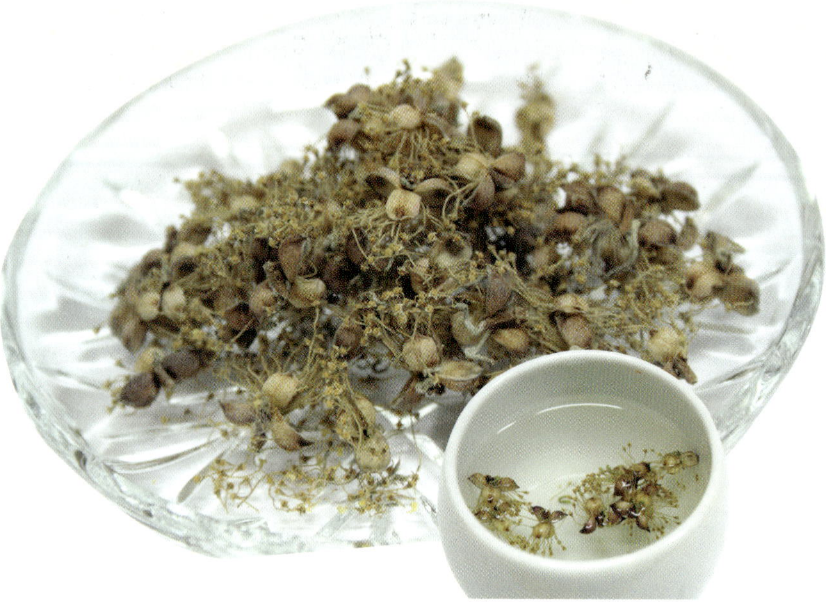

- 꽃말 : 지속, 불변
- 학명 : *Cornus officinalis* Siebold & Zucc.
- 영명 : Japanese Cornelian Cherry, Japanese Cornel
- 이명 : 산수유나무, 산시유나무
- 과명 : 층층나무과
- 개화시기 : 3~4월

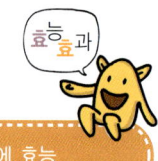

산수유 열매는 신장요로 계통, 각종 성인병 예방, 부인병에 효능

🌿 효능 및 꽃의 이용

산수유꽃은 향기가 좋아 관상수로 많이 심어 왔다. 가을이 되면 산수유나무에는 가지마다 빨갛게 열매가 열리는데, 이 열매의 씨를 빼내고 햇볕에 말린 것이 건피 산수유이다. 산수유 열매에는 말산, 주석산, 몰식자산, 지방산 등과 사포닌, 타닌, 비타민 A 등이 함유되어 있고, 씨에는 팔미트산과 리놀산 등이 함유된 지방유가 들어 있다.

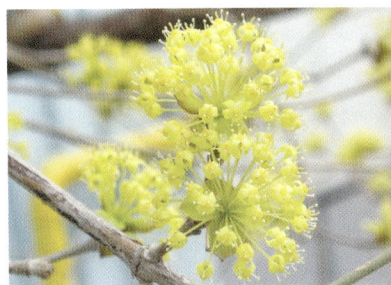
산수유꽃

산수유의 가장 큰 약리작용으로는 허약한 콩팥의 생리기능 강화와 정력 증강 효과가 꼽힌다.

산수유를 장기간 먹을 경우 몸이 가벼워질 뿐만 아니라 요통, 이명현상, 원기부족 등에도 유익하다. 정자수의 부족으로 임신이 안

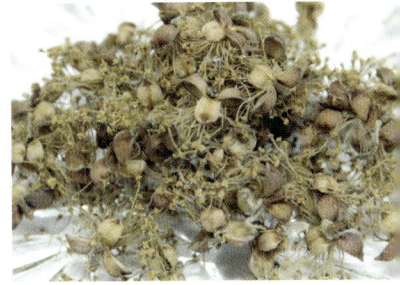
말린 산수유꽃

될 때에도 장기간 복용하면 치료 효과가 있다고 한다.

산수유꽃을 딸 때에는 그리 예쁘지 않을 것으로 생각했는데 찻잔 속에서의 산수유꽃은 공예차보다도 더 멋진 모습을 드러낸다. 차색은 연한 갈색이다.

🌸 채취 방법

봉오리에서 바로 핀 꽃을 선택한다.

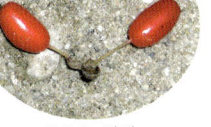
산수유 열매

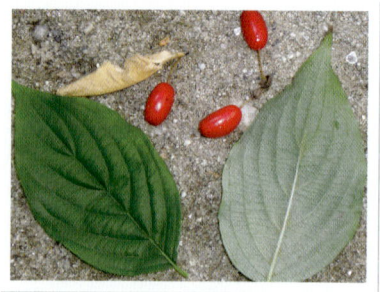
산수유 열매와 잎

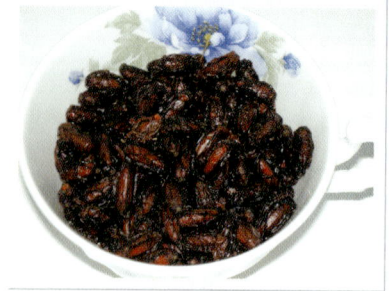
건조한 산수유 열매

◐ 꽃차 만드는 방법

① 산수유꽃을 봉오리째 따서 깨끗이 손질한다.
② 손질한 꽃을 소금물에 씻어서 그늘에서 잘 말린다.
③ 밀폐용기에 넣어 보관한다.
④ 말린 꽃 2~3송이를 찻잔에 담고 끓는 물을 부어 우려내어 마신다.

◐ 차로 마신 후 꽃 이용법

한 번 차로 마신 산수유꽃차는 재탕하여 마신다.

산수유꽃 얼음

🌰 산수유와 특허등록

현재 국내에서는 산수유가 포함된 성기능 장애 치료 및 예방용 약품으로 특허등록이 있으며, 생약 조성물은 산수유, 구기자, 건지황, 백줄, 토사자, 백복령, 산약, 당귀, 백강잠, 지골피 및 봉밀 등이 포함되어 있다.

22 송화차

불로장생

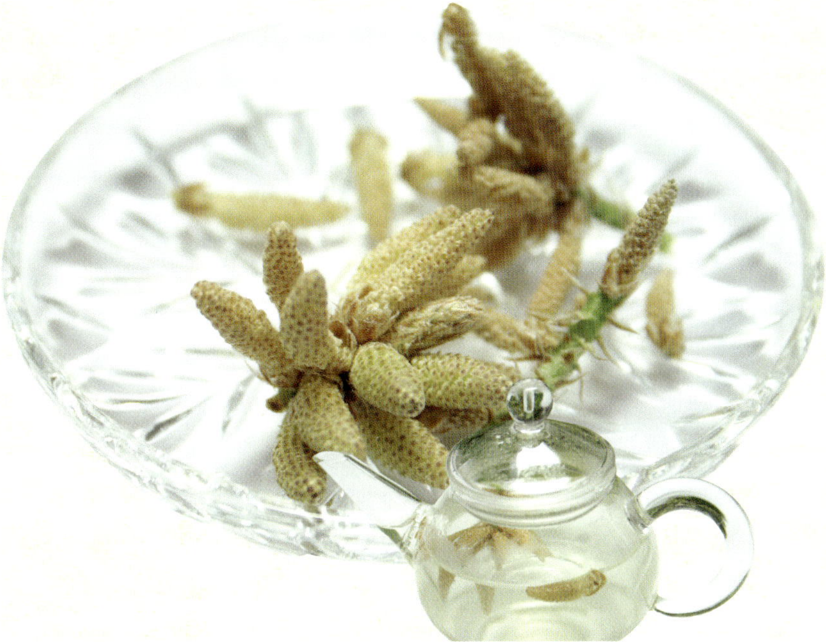

- 꽃말 : 불로장생, 동정, 변하지 않는 사랑
- 학명 : *Pinus densiflora* Siebold & Zucc.
- 영명 : Japanese Red Pine
- 이명 : 적송, 솔나무, 여송, 육송
- 과명 : 소나무과
- 개화시기 : 5월

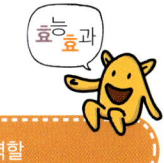

중풍, 고혈압, 심장병, 신경통, 두통, 폐를 보호해 주는 역할

🌿 효능 및 꽃의 이용

송화는 거풍, 이기, 수습, 지혈의 효능이 있고 중허위한, 만성설사, 창상출혈을 치료한다.

송화는 소나무의 꽃가루를 말하는 것으로 빛이 노랗고 달콤한 향이 나는 것이 특징이다. 송화는 주로 다식 등을 만들어 먹을 때 사용하는데, 송황(松黃)이라고도 한다.

차색은 노란색이며, 맛은 씁쓸하다. 처음에는 가루가 아래쪽으로 가라앉아 불투명하다가 나중에는 투명한 노란빛이 된다. 향기는 특별히 없다.

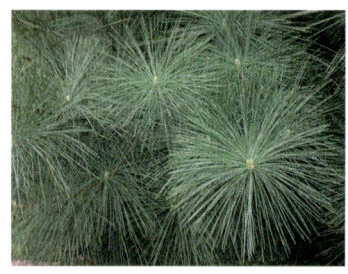

소나무 솔잎   소나무꽃

🌷 채취 시기와 방법

① 시기: 도로 위나 차 위에 노란 꽃가루가 보이면 이미 꽃가루 채취 시기가 늦은 것이다. 이렇게 꽃가루가 날리기 전에 미리미리 수확하면 많은 꽃가루를 얻을 수 있다.

② 방법: 봉오리에서 바로 핀 꽃을 선택한다. 지퍼백을 준비하여 꽃봉오리를 따면서 바로 넣어 둔다.

꽃차 만드는 방법

【만드는 방법 Ⅰ】
① 송화가 터지기 일주일 전에 비닐봉지에 꽃덩어리를 따서 넣어 놓는다.
② 가루가 나오기 시작하면 송화가루를 깨끗이 정선하여 꿀과 개어 둔다.
③ 꿀에 재운 송화가루를 한 스푼 넣고 뜨거운 물을 부어 마신다.

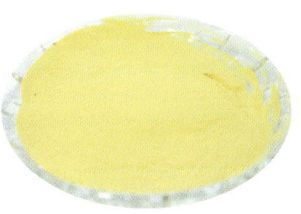
송화가루

【만드는 방법 Ⅱ】
① 뜨거운 물에 송화가루를 타서 마신다.
② 달게 마시고 싶으면 꿀이나 설탕을 첨가한다.

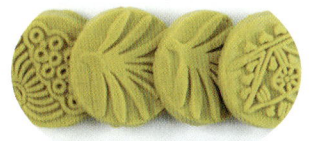
송화가루로 만든 다식

차로 마신 후 꽃 이용법

가라앉은 꽃가루는 찹쌀가루나 밀가루와 섞어 전을 부친다.

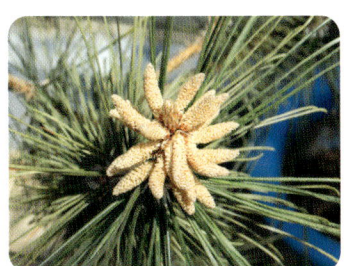
소나무 수꽃

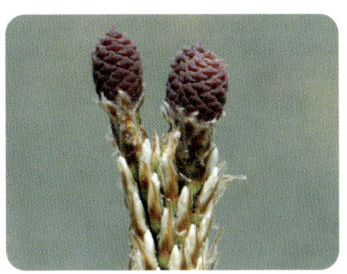
소나무 암꽃

23 쇠뜨기꽃차
봄처녀

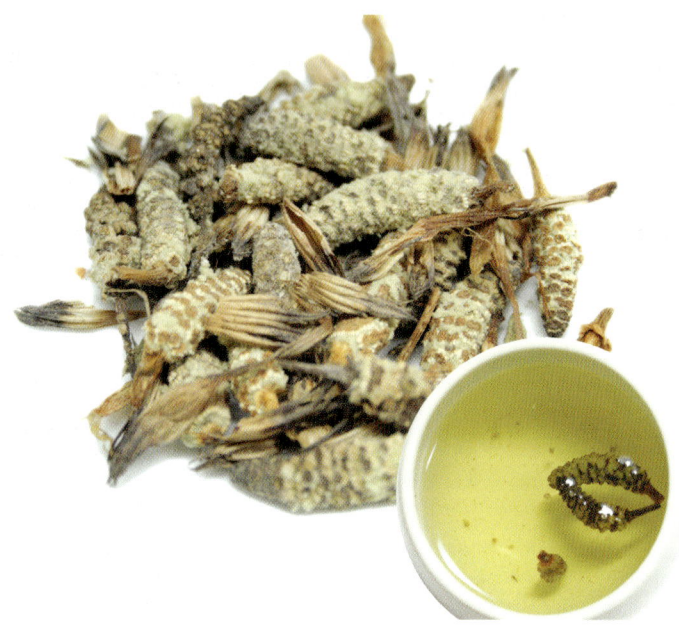

- 꽃말 : 봄처녀
- 학명 : *Equisetum arvense L.*
- 영명 : Field Horsetail
- 이명 : 뱀밥, 준솔, 필두채, 토필
- 과명 : 속새과
- 개화시기 : 3월 중순경

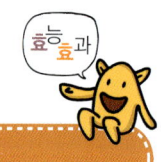

당뇨, 이뇨, 혈압강하, 지혈에 효과

❋ 효능 및 꽃의 이용

쇠뜨기는 한약명으로 문형(問荊)이라 하며, 민간요법으로 뱀밥이나 쇠뜨기를 이뇨, 지혈, 신장, 방광의 질병에 사용한다. 쇠뜨기로 차를 끓여 마시면 만병에 좋다는 소문으로 흔하던 쇠뜨기가 수난을 당한 적도 있다.

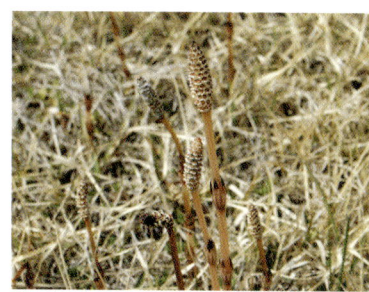

들판에 무리지어 있는 뱀밥

봄소식을 빨리 전해주는 식물로 뱀밥이라고도 한다. 꽃이 피지 않고 홀씨로 자손을 퍼뜨리는 쇠뜨기는 포자낭이 달린 생식줄기가 먼저 나오고 그 다음에 영양줄기가 자라는데, 뱀밥은 쇠뜨기의 생식기관으로 꽃과 같은 구실을 한다.

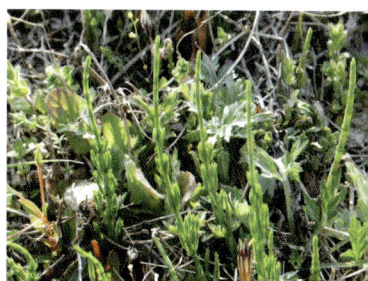

쇠뜨기 올라오는 모습

뱀밥은 이른 봄 돋아나는 연한 갈색의 식물체로 포자가 달린 생식체이다. 뱀밥이라는 생식경이 흙에 붓을 세워 놓은 모양이라 토필(土筆) 또는 필두채(筆頭菜)라는 이름도 붙었다.

뒤에 돋아난 쇠뜨기는 초록색이어서 두 모습을 보고 서로 다른 식물로 오인하는 경우가 많다. 쇠뜨기는 소가 잘 뜯어 먹기 때문에 붙여진 이름이다. 층층이 돋은 잔가지가 말꼬리처럼 생겨 마초(馬草)라고도 하고, 소나무같이 생겨 준솔이라고도 한다.

차색은 노란빛이다. 민간에서는 당뇨병에 많이 사용한다. 이뇨, 혈압 강하, 심장 수축력 증가, 지혈 등에 효과가 있으며, 최근 각종 암 치료에 효과가 있다. 향기가 달콤하고 맛이 순하다. 뱀밥의 떼어낸 껍질은 압화를 만들 때 눌러서 말려 새를 만들 때 이용하기도 한다.

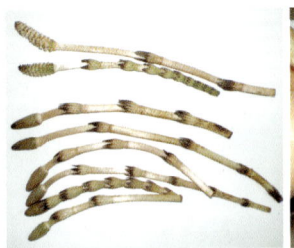
채취한 뱀밥

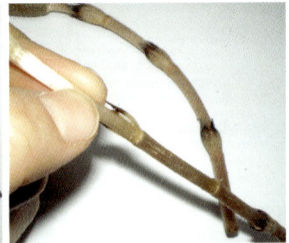
마디에 붙은 잎집을 떼어냄

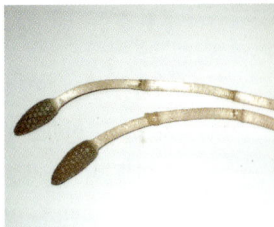
줄기는 나물로 식용 가능함

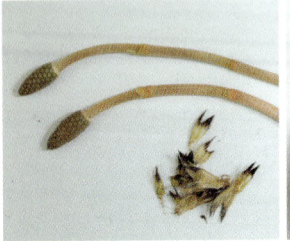
차로 이용할 수 있는 부위

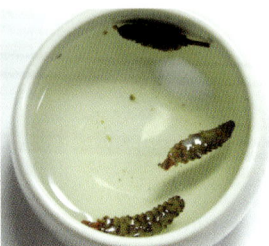
뱀밥꽃차

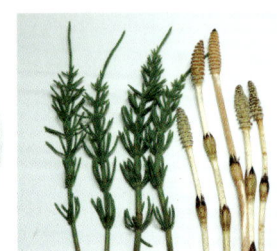
(좌)쇠뜨기, (우)뱀밥

🌱 채취 방법

뱀밥 마디에 붙은 잎집을 떼어낸다. 화분은 사용하지 않는다.

💧 꽃차 만드는 방법

① 꽃봉오리가 터지기 전에 채취하여 그늘에서 말린다.
② 마르는 과정에서 자체의 수분으로 꽃이 피는 것이 있으므로 털어 주어야 한다. 건조 후 밀폐용기에 담아서 보관한다.
③ 말린 꽃 3~4송이를 찻잔에 넣고 뜨거운 물을 부어 1분 정도 우려 내어 마신다.

24 수국꽃차

냉정, 무관, 거만

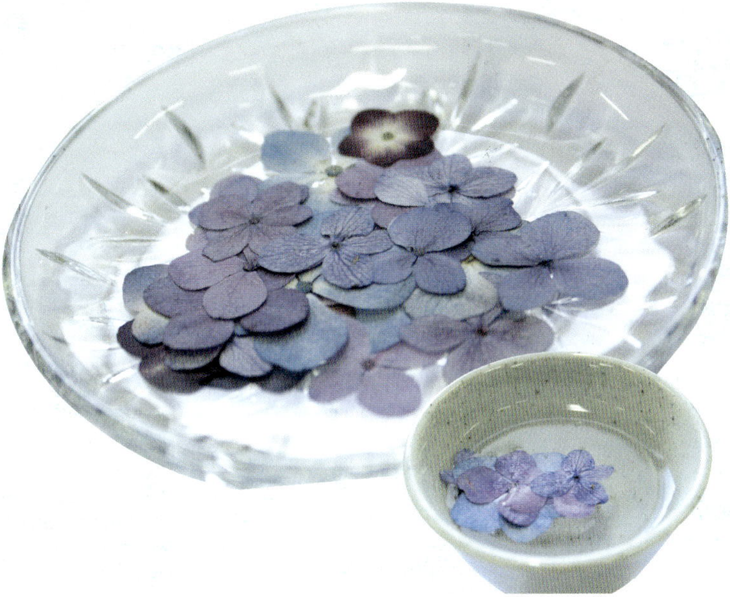

- 꽃말 : 냉정, 무관, 거만, 흰색 – 변덕스러움, 청색 – 냉담, 분홍색 – 처녀의 꿈
- 학명 : *Hydrangea paniculata* Siebold for. paniculata
- 영명 : Cattail
- 이명 : 풀수국
- 과명 : 범의귀과
- 개화시기 : 7~8월

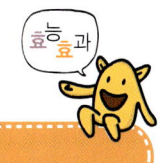

간헐열, 기침멎이, 학질, 해열, 심장병에 효과

🌿 효능 및 꽃의 이용

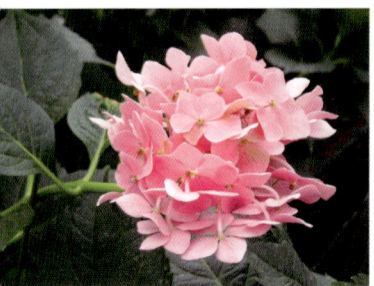

알칼리성 토양에서
분홍색을 보이는 수국

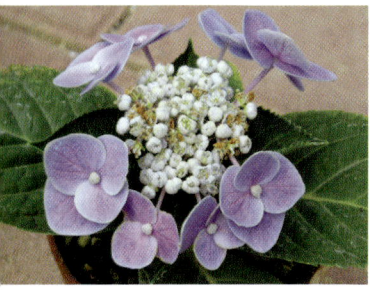

산성 토양에서 청색을 보이는 수국

수국은 물(hydro)과 용기(angeion)의 합성어인 학명(Hydrangea)에서 알 수 있듯이 수분 흡수와 증산이 매우 활발하다. 또한 수국은 한자 이름도 수국(水菊)으로 물을 좋아함을 알 수 있다.

수국은 장마철에 피는 꽃으로 직사광선을 싫어한다. 그래서 큰 나무 아래와 같은 반그늘에 심으면 잘 자란다.

전초를 팔선화(八仙花)라고 하며, 학질, 심열량계, 신낭풍, 번조를 치료한다. 꽃에는 루틴(rutin)이 함유되어 있고 학질을 치료한다. 심장이 허약해서 잘 놀라는 증상에 사용한다. 차 맛은 약간 쓴 느낌이 나며 차색은 노란색이다.

향은 특별히 없다. 청색 수국의 경우에는 뜨거운 물을 부어도 색이 변하지 않아 열에 안정적이다.

🌱 채취 방법

봉오리에서 바로 핀 꽃을 선택한다. 일찍 피어서 갈색으로 변한 것은 이용하지 않는다.

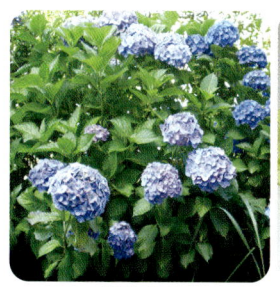 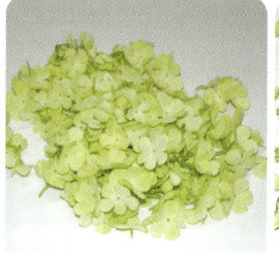 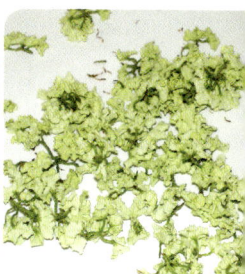

청색 수국   수확한 수국꽃   건조한 수국꽃

◐ 꽃차 만드는 방법

① 덩어리 꽃이므로 하나하나 떼어 말린다.
② 7~10일 정도면 마른다.
③ 수국꽃 한 스푼을 찻잔에 넣고 뜨거운 물을 부어 우려내어 마신다.

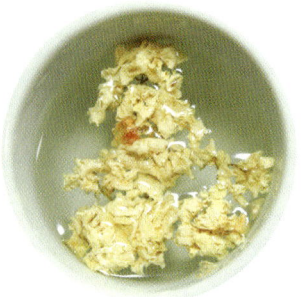

수국꽃차

◐ 차로 마신 후 꽃 이용법

재탕하여 마시거나 화전을 부쳐 먹는다. 재건조하여 포푸리를 만들어도 예쁘다.

🌼 칠면조처럼 변하는 수국꽃색

수국의 꽃색은 칠면조처럼 환경에 따라 변한다. 처음에는 희다가 분홍색 또는 붉은색으로 되기도 하고 하늘색, 청색으로도 된다. 이렇게 꽃잎의 변화가 심한 이유는 토양의 산도(pH) 때문이다. 토양이 중성이면 흰색이지만, 산성이면 청색으로, 알칼리성이면 분홍색으로 된다. 그래서 꽃 주위에 산성 물질인 명반이나 백반을 묻어 두고 물을 주면 흰색이던 꽃색이 점차로 청색으로 변하고, 또 알칼리성인 잿물이나 석회가루를 뿌리고 물을 주면 분홍색으로 변한다.

25 아까시꽃차
숨겨진 사랑

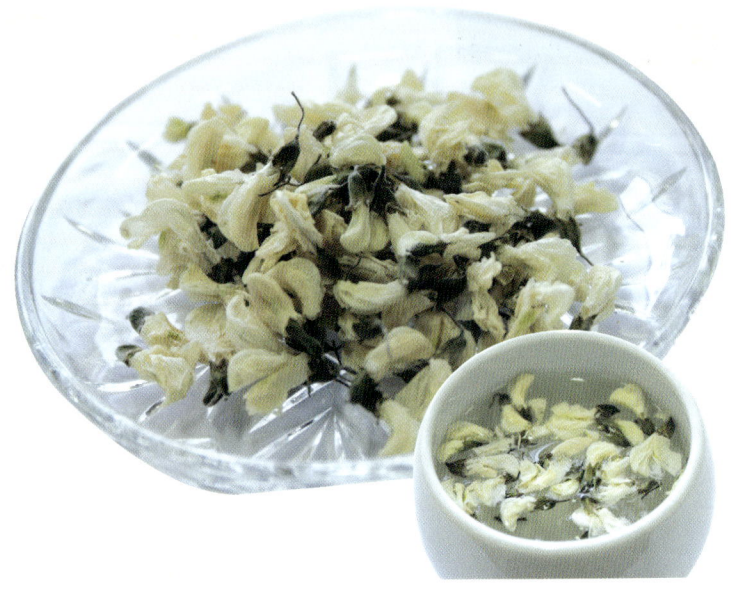

- 꽃말 : 숨겨진 사랑, 희귀한 연애
- 학명 : *Robinia pseudoacacia* L.
- 영명 : Black Locust, False Acacia, Bristly Locust, Mossy Locust
- 이명 : 개아까시나무, 아카시아나무
- 과명 : 콩과
- 개화시기 : 5~6월

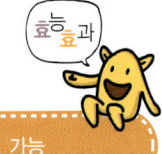

지혈작용, 방광염, 기침, 기관지염에 사용, 달콤하여 생식 가능

🌿 효능 및 꽃의 이용

아까시나무는 꽃을 말려 액으로 달여 먹거나 술을 담그고 꽃과 잎을 튀김, 볶음으로 조리할 수 있다. 과거에는 크고 작은 아까시나무가 지천으로 있었다. 그래서 5월이면 봄바람에 실려 오는 아까시꽃 향을 한번쯤은 느껴 보았을 것이다.

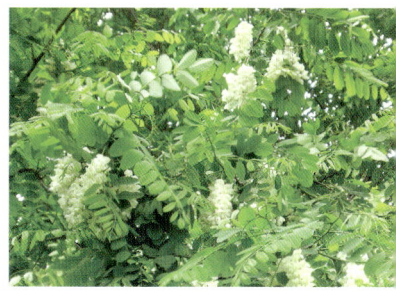

아까시나무

아까시나무의 무용론 때문에 이젠 작은 그루는 찾아 볼 수는 없고 큰 나무만이 몇 그루 보인다. 꽃은 신장염, 방광염, 기침, 기관지염에 효과가 있다.

차색은 투명하고 약간 달콤한 맛이 나며 향이 진하다. 둥둥 떠오르며 피어 오르는 꽃을 입안에 물고 씹어 보면 단맛이 우러나온다.

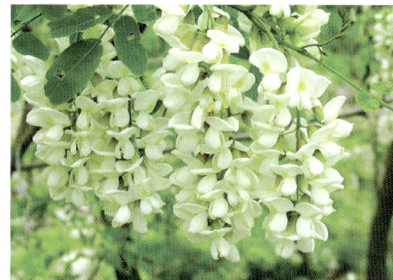

주렁주렁 매달린 아까시꽃

배고플 때 우유를 넣고 먹어도 좋다. 또한 여러 가지 샐러드 요리에 응용을 해도 좋다. 뜨거운 물을 부으면 꽃잎이 투명해지는 부분도 생긴다.

🌸 채취 방법

아까시꽃은 봉오리에서 바로 핀 꽃을 선택한다.

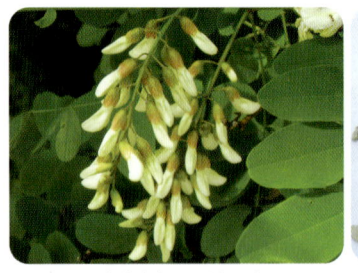
아까시나무 꽃봉오리

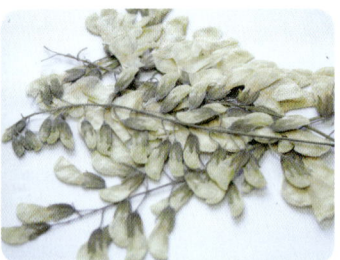
건조 중인 아까시꽃

🌼 꽃차 만드는 방법

① 꽃을 따서 그늘에서 말린다.
② 밀폐용기에 담아 보관한다.
③ 말린 아까시꽃 한 스푼을 덜어서 찻잔에 넣고 뜨거운 물을 부어 마신다.

🍵 차로 마신 후 꽃 이용법

재탕하여 마신다.

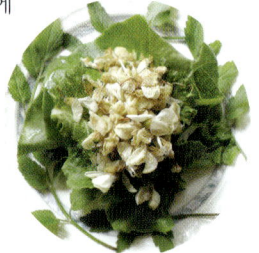
아까시꽃 샐러드

🌸 아카시아와 아까시나무는 같은 식물일까?

본래 아카시아(Acacia)는 열대식물로 우리나라에서는 제주도에서 간단히 겨울을 지날 수 있는 종류이다. 일본 사람들이 니세아카시아('가짜아카시아'란 뜻)라고 이름 지은 것은 학명 중의 가짜아카시아(pseudoacacia)를 번역한 것이었다. 따라서 우리도 과거부터 불러오던 이름과의 관계를 생각하여 '아까시나무'라고 불러야 할 것이다. 단지 '아카시아'라는 말은 두 가지 경우에 한해서 허용된다. 한 가지는 꽃을 부를 때이고, 또 한 가지는 꿀을 부를 때이다. 아카시아꽃과 아카시아꿀이란 말은 사용될 수 있다고 한다.

26 연꽃차

순결

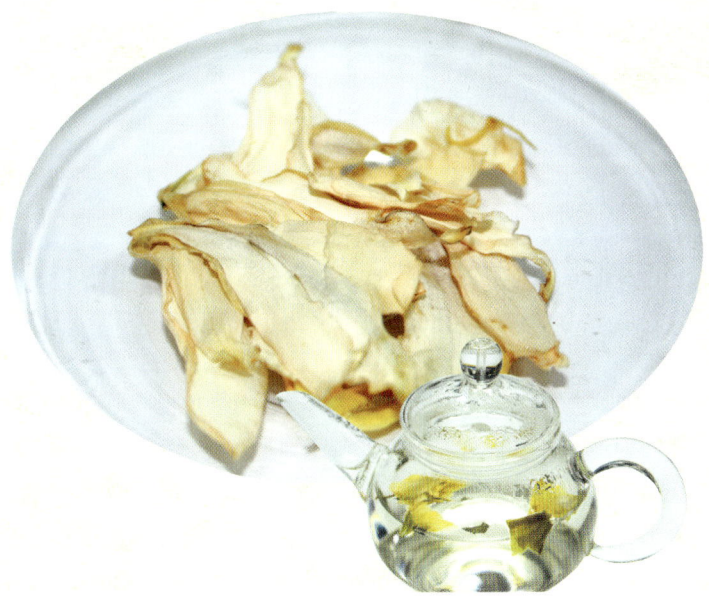

- 꽃말 : 순결
- 학명 : *Nelumbo nucifera* Gaertn
- 영명 : Sacred Lotus, East Indian Lotus
- 이명 : 연화(蓮花), 수지(水芝), 부용(芙蓉), 수화(水華), 수운(水芸), 빙단(氷旦), 수부용(水芙蓉), 택지(澤芝), 옥배(玉杯), 초부용(草芙蓉), 유월춘(六月春)
- 과명 : 수련과
- 개화시기 : 7~8월

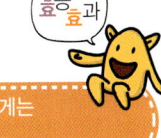

효능효과

심신을 맑게 하고 남성에게는 정기를 굳게 하며, 여성에게는 피부미용에 좋음

❶ 효능 및 꽃의 이용

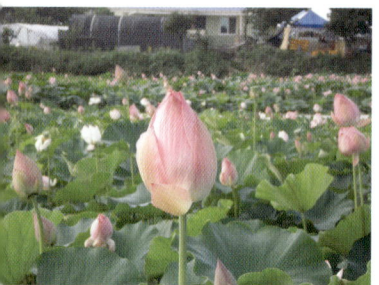

연꽃

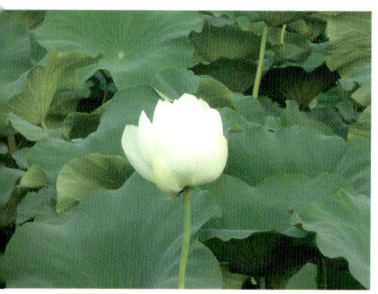

백련꽃

연꽃의 효능은 『동의보감』에 보면 연화, 또는 봉오리를 연화예(蓮花蕊)라 하여, 노인의 정기불고(精氣不固; 정기가 견고하지 못함), 노채(勞瘵; 충의 일종으로 원인을 알 수 없는 질환 및 정신질환 등을 야기함), 치정활(治精滑; 정이 미끄러움을 다스림), 남성의 몽정과 몽설, 여성의 하혈을 치료하는 데 다른 약재들과 함께 쓰인다.

연꽃차는 약간 풀향이 나며 구수한 맛이 느껴지면서도 단맛이 난다. 차색은 연한 갈색이다.

🌷 채취 방법

연꽃차는 연꽃이 절반 정도 피었을 때 채취해서 그늘에 말렸다가 사용한다.

🌀 꽃차 만드는 방법

① 채취한 연꽃을 손질하여 그늘에 말려 방습제를 넣은 밀폐용기에 보관하면서 이용한다.
② 연꽃이 크므로 잘게 부수어 꽃잎을 반스푼 정도 찻잔에 담는다.
③ 끓는 물을 붓고 1~2분이 지나면 마신다.

기다리는 마음
27 원추리꽃차

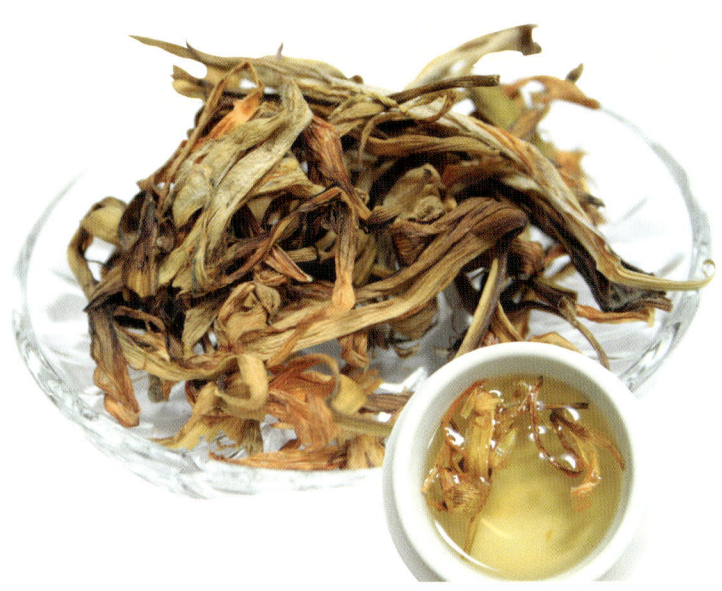

- 꽃말 : 기다리는 마음, 아양 떨다
- 학명 : *Hemerocallis middendorffii* Trautv. & C.A. Mey.
- 영명 : Middendorff Daylily
- 이명 : 겹원추리, 금원추리, 겹넘나물
- 과명 : 백합과
- 개화시기 : 6월

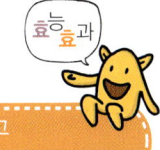

꽃 부분을 금침채라고 하며 이습열, 관흉격의 효능이 있고
소변적삽, 흉격번열, 야소안침, 치창혈변을 치료

❶ 효능 및 꽃의 이용

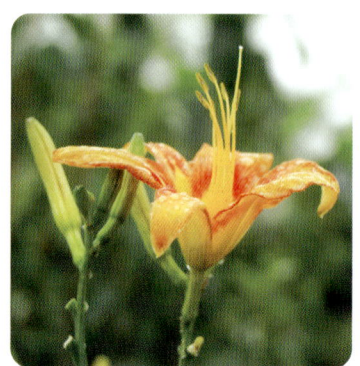

활짝 핀 원추리

원추리는 근심을 잊는 꽃이라 하여 망우초(忘憂草), 요수화(療愁和)란 별명도 있다. 이렇듯 이름이 다양한 원추리는 근심을 없애준다는 꽃말과 임신한 여자가 몸에 지니면 아들을 낳을 수 있다는 속설도 널리 퍼져 의남초(宜男草)라는 아명도 있다.

중국에서는 꽃을 식용하는데 꽃봉오리에 끓는 물을 끼얹어서 빨리 건져 말린 것을 요리에 이용한다. 이것을 금침채(金針菜) 또는 황화채(黃花菜), 화채(花菜)라고 한다. 우리나라에서는 꽃의 꽃술을 따 버리고 쌈을 싸 먹는 것이 옛날의 꽃 식용법이었다.

6월부터 피기 시작해 가을까지 볼 수 있는 원추리는 아침에 피었다가 저녁에 지기 때문에 수명이 짧다. 꽃은 붉고 노란 꽃잎에 검은 점이 화려하다.

꽃을 김치로 담그기도 하며 샐러드에 꽃을 섞으면 음식의 색채를 화려하게 한다. 그리고 꽃잎은 설탕에 절여 잼을 만들거나 소주에 담가 화주로 삼곤 한다.

원추리꽃차 맛은 구수한 맛이 나며 차색은 진한 붉은색이다.

❷ 채취 방법

봉오리에서 바로 핀 꽃이나 봉오리를 선택한다.

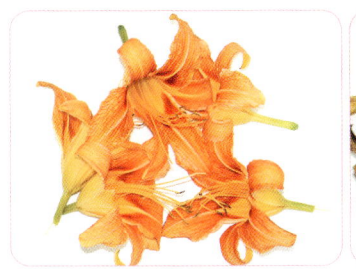
원추리 수확

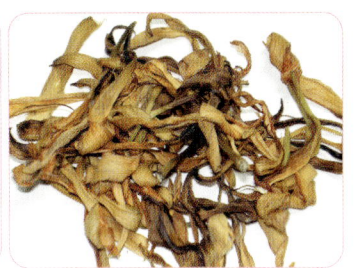
건조한 원추리꽃

● 꽃차 만드는 방법

① 완전히 피지 않은 원추리 꽃송이를 따서 꽃술은 떼어 버리고 채반에 펴서 바람이 잘 통하는 그늘에 말린다.
② 밀폐용기에 보관하면서 이용한다.
③ 뜨거운 물을 부은 다음 2분 정도 기다리면 차색이 아름답게 우러나온다.

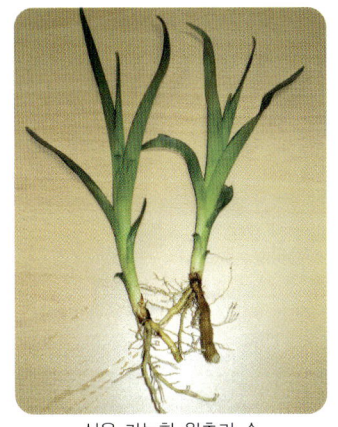
식용 가능한 원추리 순

● 차로 마신 후 꽃 이용법

재탕하여 마신다.

28 유채꽃차

쾌활, 명랑

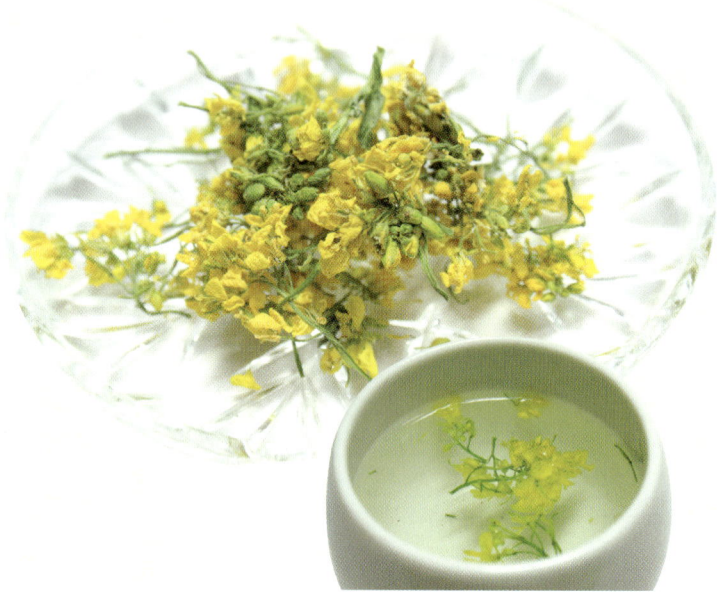

- 꽃말 : 쾌활, 명랑
- 학명 : *Brassica campestris* subsp.
- 영명 : Rapeseed
- 이명 : 하루나
- 과명 : 십자화과
- 개화시기 : 3~4월

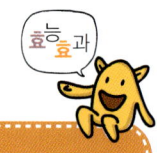

눈을 밝게 하고 독을 차단하며 지혈 작용 효과

❶ 효능 및 꽃의 이용

유채꽃차는 달고 부드러운 맛을 지니면서 약간 쌉쌀한 느낌이 든다. 무심코 꽃을 따서 먹어보면 약간 매우면서 시원한 맛이 느껴진다.

지상부를 운대라고 하며 지상부에는 쿠에르세틴(quercetin), 비타민 K, 종자에는 캄페스테롤(campesterol), 브라시카스테롤(brassicasterol), 콜레스테롤(cholesterol), 토코페롤(tocopherol), 루틴(rutin) 등이 함유되어 있다.

차색은 연한 노란색이다. 뜨거운 물을 부어도 색이 변하지 않는다.

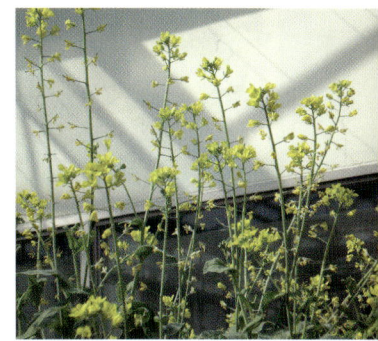
화단에 심어진 유채

❷ 채취 방법

봉오리에서 바로 핀 꽃을 선택한다.

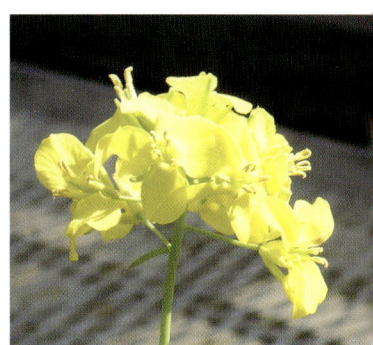
유채꽃

❸ 꽃차 만드는 방법

① 유채꽃 덩어리를 따서 꽃 하나씩 떼어 그늘에서 말린다.
② 말린 유채꽃을 프라이팬에 살짝 볶은 뒤 밀폐용기에 담아 보관한다.
③ 찻잔에 유채꽃 한 스푼 정도를 넣고 뜨거운 물을 부어 우려내어 마신다.

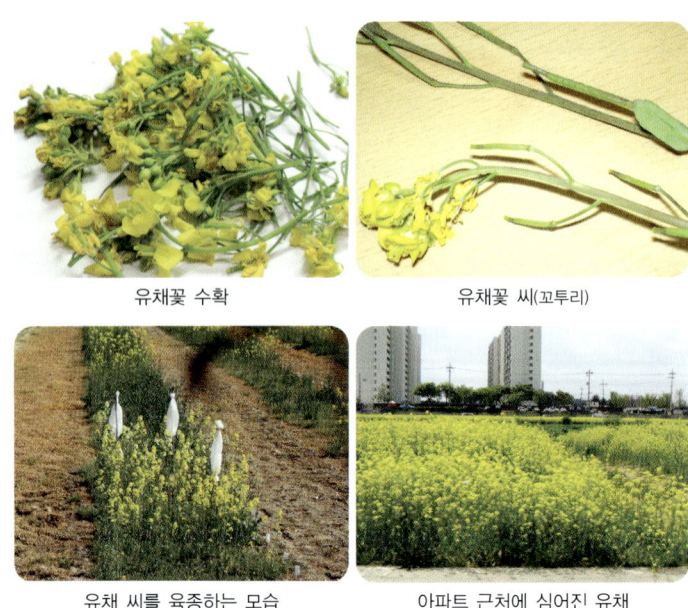

| 유채꽃 수확 | 유채꽃 씨(꼬투리) |
| 유채 씨를 육종하는 모습 | 아파트 근처에 심어진 유채 |

◯ 차로 마신 후 꽃 이용법

유채꽃차는 차로 마신 후 재탕하여 마시거나 남아 있는 줄기와 함께 갈아서 전을 부쳐 먹는다.

🌼 유채의 변신-바이오 디젤 연료가 되다

유채는 겨울철 식물로 벼 등의 작물을 여름에 재배하고 겨울에 공한지에 재배할 수 있는 장점이 있다. 다시 말해 우리나라 좁은 농토의 재활용률을 높여 농업생산 효율을 높일 수 있는 작물이다. 또한 유채는 단위면적당 채유율이 어떤 작물보다 높아 바이오 에너지 원료 생산에 적격이다. 더욱이 유채는 연료 외에도 식용 및 생활공업용품의 원자재로 사용된다. 유채는 채종유로 우리가 식생활에 이용하고 있는 아주 우수한 식용유이며 또한 유박 등은 사료 및 비료로 사용되는 등 활용도가 높다. 유채는 그동안 식용유로 주로 사용되어 오다가 최근 들어 바이오 디젤 연료용으로 크게 각광을 받고 있다.

사랑의 인연

29 인동꽃차

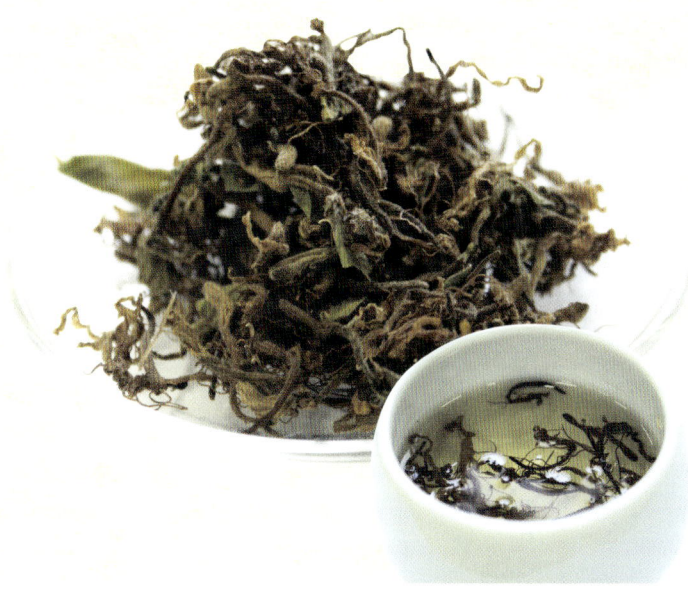

- 꽃말 : 사랑의 인연, 사랑의 굴레
- 학명 : *Lonicera japonica* Thunb.
- 영명 : Japanese Honeysuckle, Golden-and-silver flower
- 이명 : 금은화, 능박나무, 털인동덩굴, 우단인동, 우단인동덩굴, 섬인동
- 과명 : 인동과
- 개화시기 : 6~7월

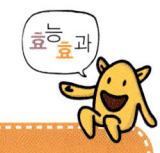

감기, 해열, 해독 등에 효과, 특히 관절의 통증에 효험

❶ 효능 및 꽃의 이용

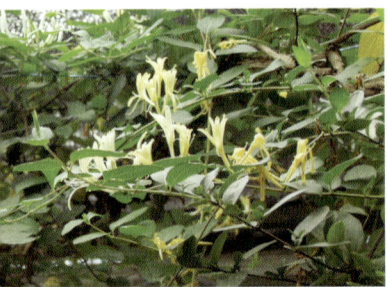

덩굴성 식물인 인동꽃

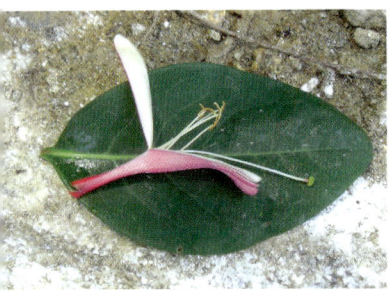

붉은 인동꽃과 인동 잎

인동꽃차는 향기가 좋으며 이질, 장염, 임파선종, 각종 종기로 괴로워하는 사람이 마시면 좋다.

덩굴로 자라는 인동덩굴은 능박나무라고도 하며 6~7월경 개화하는데 처음에는 희게 피었다가 시일이 지남에 따라 누렇게 변한다. 그래서 금은화라는 예쁜 이명을 지니고 있다. 이 인동덩굴은 모진 겨울을 이기고 꿋꿋이 자라나는 기특한 식물로 노옹수, 금채고라는 별명을 가지고 있다.

꽃을 소주에 담가 1개월 이상 어둡고 시원한 곳에 보존했다가 아침저녁 반주 시 소주잔으로 한 잔 정도 마시면 식욕 증진을 비롯하여 냉증, 생리통, 고혈압, 건위, 피로회복에 좋다. 인동의 꽃에는 이노시톨, 루테올린, 탄닌 등이 함유되어 있다.

진한 향기가 나는 꽃차로 맛이 아주 좋고 달콤함이 느껴진다.

❷ 채취 방법

봉오리에서 바로 핀 꽃을 선택한다.

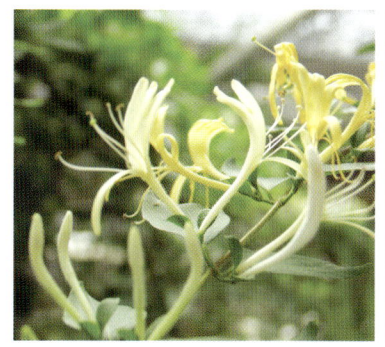
희고 노란 인동꽃

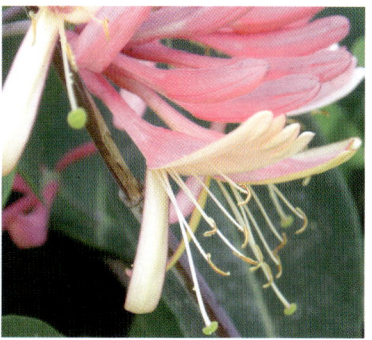
붉은 인동꽃

🌼 꽃차 만드는 방법

① 꽃을 수확하여 암술과 수술을 제거하고 깨끗이 씻어 말린다.
② 그늘에 말려 방습제를 넣은 밀폐용기에 보관하면서 이용한다.
③ 찻잔에 꽃 3송이 정도를 넣고 끓는 물을 부어 1~2분 후 마신다.

🌼 차로 마신 후 꽃 이용법

차로 한 번 마신 인동꽃차는 재탕하여 마신다.

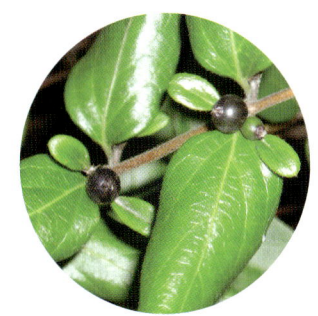
인동 열매

30 자귀나무꽃차
가슴의 두근거림

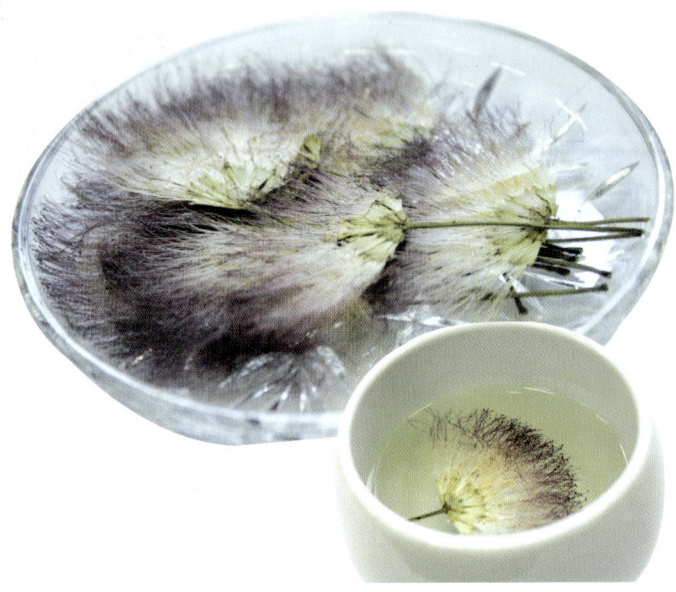

- 꽃말 : 가슴의 두근거림
- 학명 : *Albizzia julibrissin* Durazz.
- 영명 : Silk Tree, Silk Flower
- 이명 : 합환목, 합혼수, 야합수, 유정수
- 과명 : 콩과
- 개화시기 : 7월

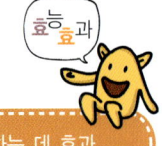

꽃은 기관지염, 천식, 불면증, 임파선염, 폐렴 등을 개선하는 데 효과

❶ 효능 및 꽃의 이용

자귀나무꽃은 6~7월 초여름에 피는데, 밤이 되면 나뭇잎이 접혀져서 자귀나무는 애정목, 합환수 등으로 불려지며 예로부터 부부의 금실을 상징하는 나무가 되어 왔다.

자귀나무꽃은 술에 담가서 먹을 수도 있고, 꽃잎을 말려 가루 내어 먹을 수도 있다.

술을 담글 때에는 자귀나무꽃잎 분량의 3~4배쯤의 소주를 붓고 밀봉하여 어두운 곳에 3~6개월 두었다가 조금씩 따라 마신다.

자귀나무꽃차의 차색은 연한 갈색이다. 맛은 순하며 부채가 펼쳐진 듯한 모습을 보인다. 열에 안정적이어서 색이 변하지 않는다.

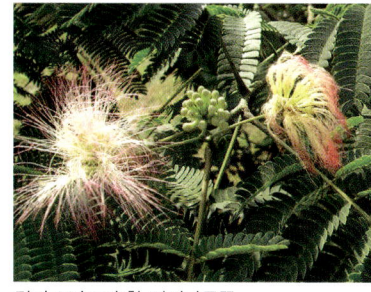
털이 보슬보슬한 자귀나무꽃

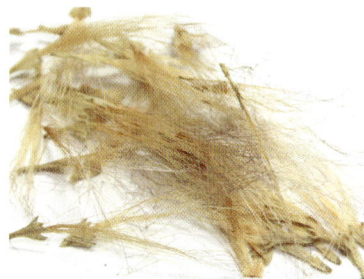
꽃 하나하나를 뗀 모습

❷ 채취방법

여름철 꽃이 필 때 꽃봉오리와 꽃을 따서 햇볕에서 말린다.

❸ 꽃차 만드는 방법

① 꽃봉오리와 꽃을 따서 말린다.
② 말린 꽃 3송이 정도를 찻잔에 넣고 뜨거운 물을 부어 마신다.

31 제비꽃차
수줍은 사랑

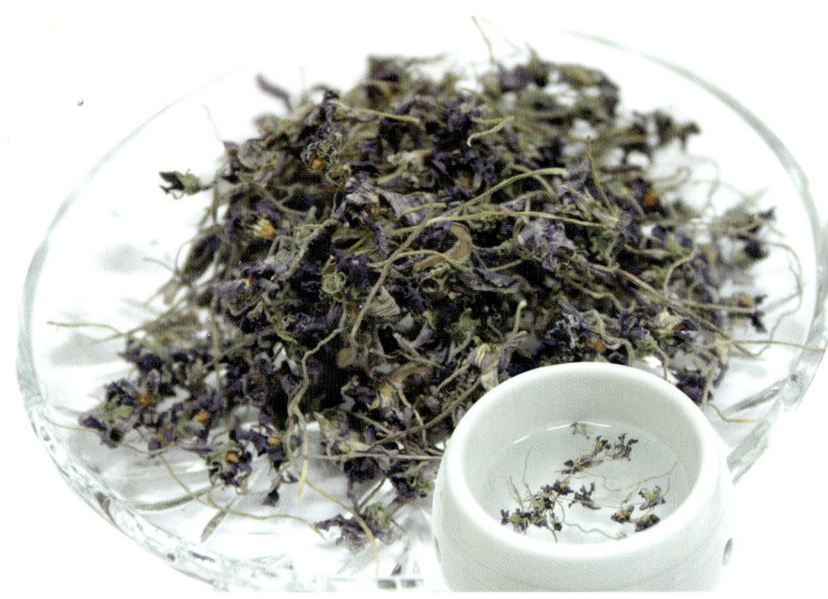

- **꽃말** : 흰색 – 순진무구한, 보라색 – 사랑, 노란색 – 수줍은 사랑
- **학명** : *Viola mandshurica* W. Becker
- **영명** : Violet
- **이명** : 오랑캐꽃, 장수꽃, 씨름꽃, 민오랑캐꽃, 병아리꽃, 외나물, 옥녀제비꽃, 앉은뱅이꽃, 가락지꽃, 참제비꽃, 참털제비꽃, 큰제비꽃
- **과명** : 제비꽃과
- **개화시기** : 4~5월

효능효과

해독, 항염 효과, 풀 전체가 부인병, 중풍, 통경 등의 약재로 사용. 제비꽃 뿌리는 관절염에도 효과

효능 및 꽃의 이용

제비꽃은 꽃을 따 먹어보면 아삭아삭한 것이 맛이 좋다. 차맛은 순하다. 열에 안정적이어서 꽃색이 그대로 표현된다. 20송이 정도 넣는 것이 적당하다.

보라색 라일락꽃은 뜨거운 물에서 갈색으로 변하지만 제비꽃은 그대로의 모습을 유지한다. 요리에 사용해도 좋으며 차색은 연보라색이다.

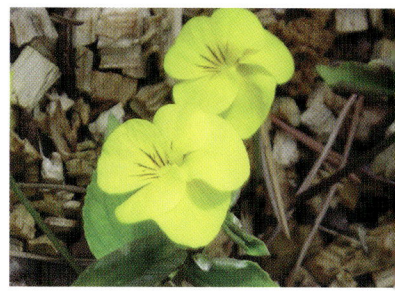
노란색 제비꽃

채취 방법

봉오리에서 바로 핀 꽃을 선택한다.

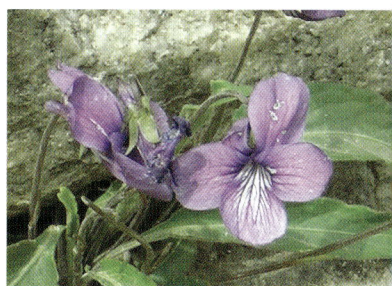
바위틈에서 자라는 보라색 제비꽃

꽃차 만드는 방법

① 제비꽃은 줄기를 떼어 내고 꽃봉오리를 쓴다. 줄기가 있는 것도 나쁘지는 않다.
② 그늘에서 5일 정도 말린다.
③ 말린 것을 밀폐용기에 담아서 보관한다.
④ 제비꽃 20개 정도를 넣고 우려낸다.

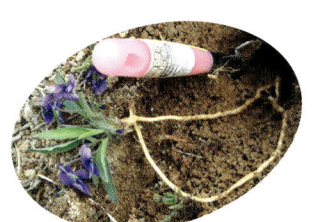
제비꽃 뿌리
(관절염에 효과)

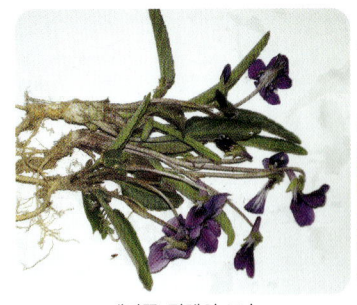
제비꽃 전체의 모습

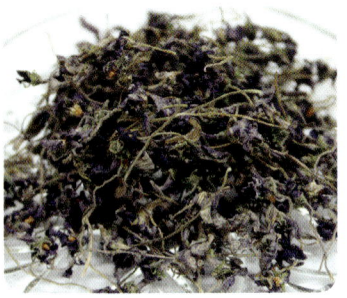
건조한 제비꽃

● 차로 마신 후 꽃 이용법

① 재탕하여 마신다.
② 튀김가루와 버무려 꽃튀김을 해도 좋다.

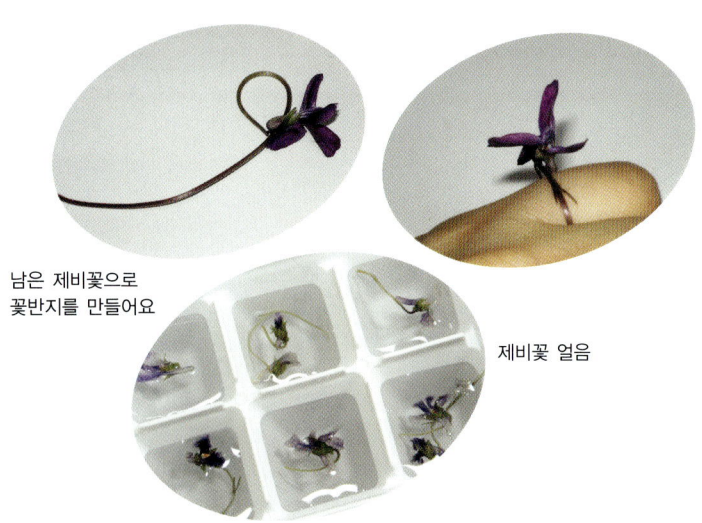

남은 제비꽃으로
꽃반지를 만들어요

제비꽃 얼음

단정한 사랑

32 조팝나무꽃차

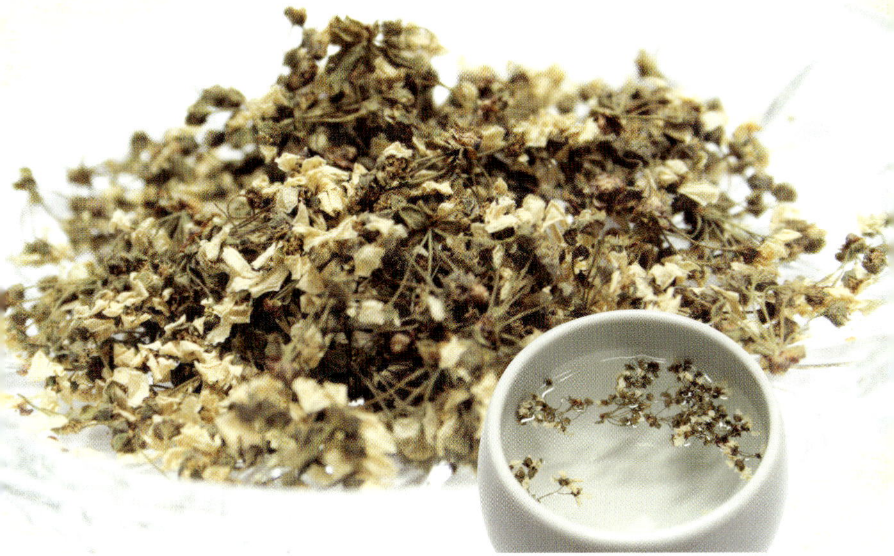

- 꽃말 : 단정한 사랑
- 학명 : *Spiraea prunifolia*
- 영명 : Spirea
- 이명 : 계뇨초, 이밥
- 과명 : 장미과
- 개화시기 : 4~5월

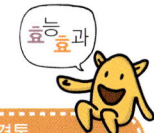

뿌리는 해열·수렴 등의 효능이 있어 감기로 인한 열, 신경통 등에 사용

🌿 효능 및 꽃의 이용

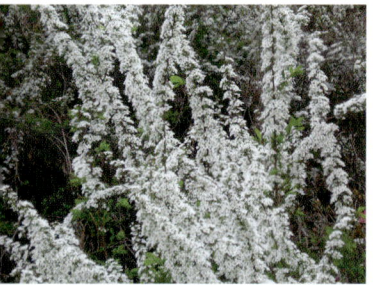

조팝나무

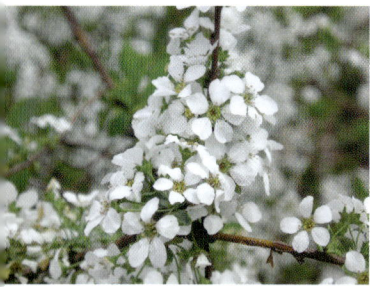

조팝나무꽃

꽃핀 모양이 튀긴 좁쌀을 붙인 것처럼 보이기 때문에 조팝나무라고 한다. 어린순은 나물로 한다.

조팝나무꽃차 맛은 아주 순하고 색은 약간 갈색을 띤다. 한국(함북 제외)·타이완·중국 중부 등지에 분포한다. 꽃잎이 작아 네일아트에도 사용된다. 향기가 아주 진해서 '계뇨초(鷄尿草)'라고 얕잡아 부르는 이도 있다. 조팝꽃은 꺾어서 꽂아 놓으면 바로 시들어 버린다.

조팝나무에 다가서면 꽃보다도 벌을 먼저 만나게 된다. 이는 꿀이 많은 식물이라는 증거이다. 꿀을 따는 사람에게는 아주 좋은 식물이다.

야외에서 도시락을 먹을 때 가지로 젓가락을 만들어도 좋다. 꺾어도 바로 곧고 향긋한 새순을 내어놓기 때문에 걱정하지 않아도 된다.

🌸 채취 방법

봉오리에서 바로 핀 꽃을 선택한다.

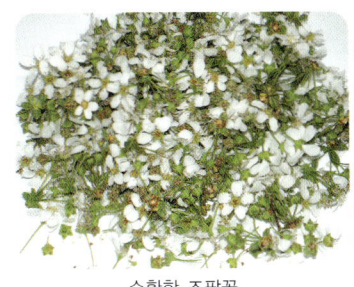
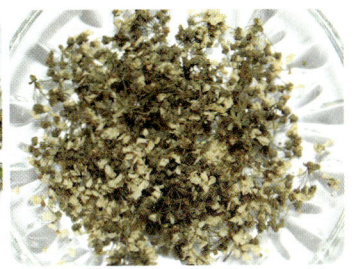

수확한 조팝꽃   건조한 조팝꽃

꽃차 만드는 방법

① 조팝나무꽃을 훑어서 다듬는다.
② 그늘에서는 5일, 햇볕에서는 2~3일 정도 말린다.
③ 밀폐용기에 담아서 보관한다.
④ 찻잔에 조팝나무꽃 한 스푼을 넣고 뜨거운 물을 부어 우려내 마신다.

차로 마신 후 꽃 이용법

재탕하여 마신다.

조밥에서 유래한 조팝

조팝나무의 조팝은 '좁쌀로 지은 밥인 조밥'에서 비롯되었다고 한다. 꽃이 진 후 나무에 가서 자세히 보면 좁쌀처럼 생긴 노란 암술을 볼 수 있다. 그 모양이 마치 잘 익어서 알맞게 터진 좁쌀을 닮았다 하여 붙여진 이름이다. 힘든 하루를 마치고 집으로 돌아가는 농부들에게 그 노란 것들은 영락없이 입맛 다시게 하는 조밥으로 보였을 것이다.

애틋한 사랑
33 진달래꽃차

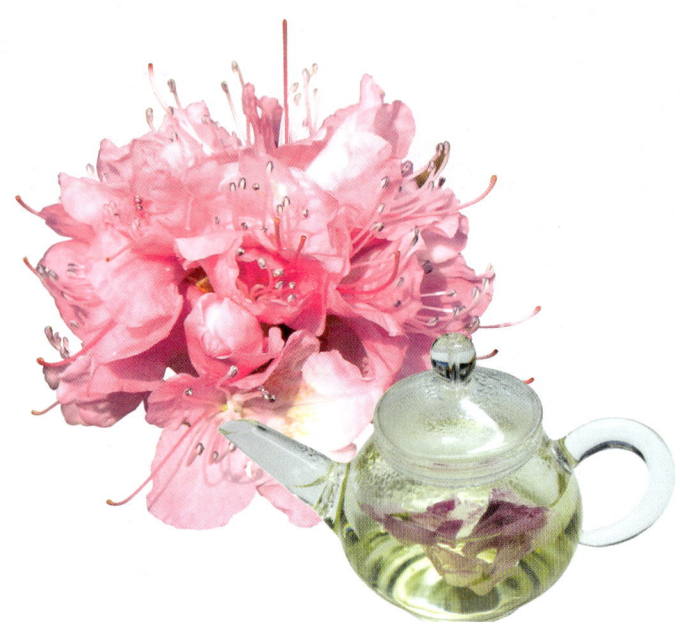

- 꽃말 : 애틋한 사랑, 신념, 청렴, 절제
- 학명 : *Rhododendron mucronulatum*
- 영명 : Korean Rhododendron
- 이명 : 진달내, 진달래나무, 참꽃나무, 왕진달래
- 과명 : 진달래과
- 개화시기 : 4월

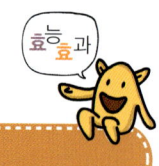

가래, 천식에 좋고 특히 심한 기침에 효과

🌱 효능 및 꽃의 이용

진달래는 먹는 꽃이다. 먹을 수 있는 진짜 꽃이라는 뜻으로 참꽃이라 부른다. 진달래는 관상용으로 심기도 하는데 꽃은 이른 봄에 꽃전을 만들어 먹거나 진달래술(두견주)을 담그기도 한다. 한방에서는 꽃을 영산홍(迎山紅)이라는 약재로 쓰는데, 해수·기관지염·감기로 인한 두통에 효과가 있고, 이뇨작용이 있다.

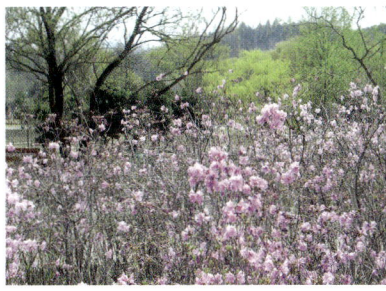
무리지어 피어 있는 진달래

진달래 잎에는 당질, 인, 칼슘, 철분, 비타민 B·C 등이 함유되어 있는데 진해, 거담, 심장병에 좋고 토혈, 이질, 두통, 관절염, 불임증 등에도 효과가 있다.

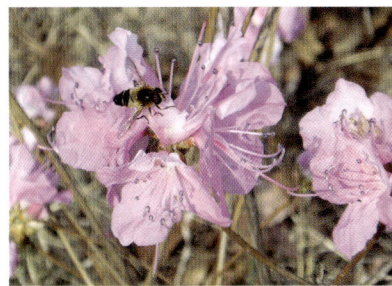
벌에 의한 꽃가루받이

진달래꽃차는 약간 쌉쌀한 맛이며 꽃이 피는 모습이 아름다워 기분이 좋아진다. 뜨거운 물을 넣으면 꽃잎이 얇아 투명해진다. 차색은 약간 붉은 기운이 돈다.

🌷 채취 시기와 방법

① 시기: 잎이 나오기 전에 채취해야 한다.
② 방법: 봉오리에서 바로 핀 꽃을 선택한다.

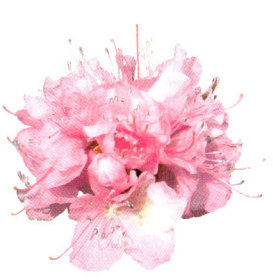

🌼 꽃차 만드는 방법

① 진달래꽃을 솎아 따서 꽃술을 떼어내고 깨끗하게 손질한다.
② 꽃잎과 같은 무게의 설탕이나 꿀에 재운다.
③ 15일이 지나면 먹을 수 있다.
④ 꽃 3~4송이를 찻잔에 넣고 뜨거운 물을 부어 마신다.

🍊 차로 마신 후 꽃 이용법

① 재탕하여 마신다.
② 진달래 화채도 맛이 좋다. 오미자 물에 진달래꽃을 3~4송이 띄우고 잣과 배를 얹어 낸다.

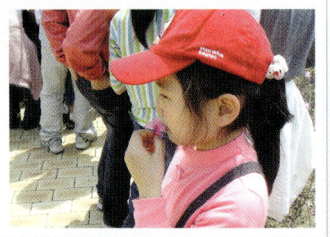
생으로 먹을 수 있는 진달래꽃

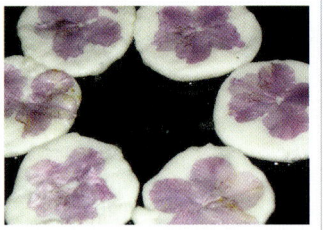
진달래 화전을 굽는 모습

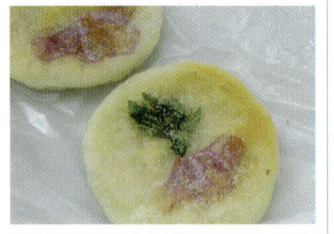
만들어진 진달래 화전

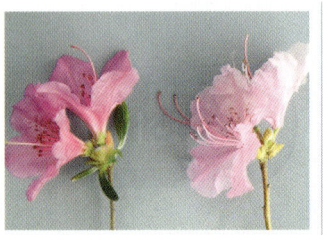
왼쪽: 철쭉꽃, 오른쪽: 진달래꽃

자매의 우정

34 찔레꽃차

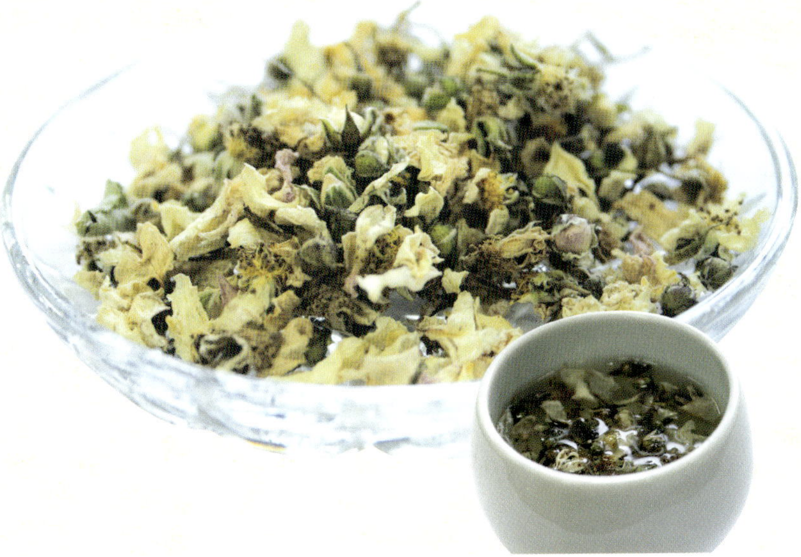

- 꽃말 : 자매의 우정, 신중한 사랑
- 학명 : *Rosa multiflora*
- 영명 : Baby Brier, Japanese Rosa, Oriental Wild Rose
- 이명 : 야장미, 칠성매, 자매화, 자매장미화, 찔레, 설널레나무, 질누나무, 약왕자, 들장미, 가시나무, 영실장미, 야객, 설객, 새비나무, 질꾸나무, 찔룩나무
- 과명 : 장미과
- 개화시기 : 5월

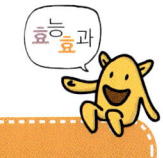

지혈 작용, 방광염, 기침, 기관지염에 사용

🌱 효능 및 꽃의 이용

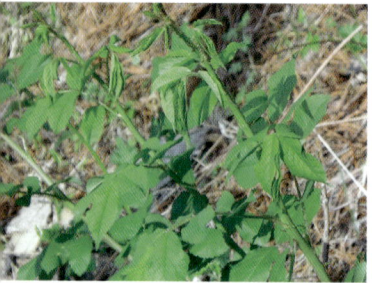
찔레순

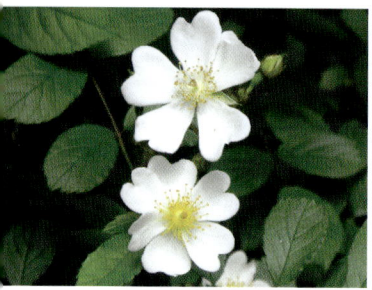
찔레꽃

달콤한 향을 내며 무리지어 피고 어린순을 먹을 수 있어 시골에서 어린시절을 보낸 사람은 대부분 찔레꽃에 대한 추억이 있다.

들이나 산을 걷다가 목이 마를 때 찔레순을 잘라 껍질을 벗겨 먹으면 갈증을 해소할 수 있다. 또한 찔레순은 어린이 성장발육에도 도움이 된다고 한다.

찔레꽃차는 찔레의 향긋한 향이 느껴지며 맛은 구수하면서 약간 씁쓸하다. 차색은 연한 갈색이며 뜨거운 물을 부어도 붉은빛의 꽃은 색이 변하지 않고 남아 있으며 흰색의 꽃도 그대로 있다.

🌼 채취 방법

봉오리에서 바로 핀 꽃을 선택한다.

🌊 꽃차 만드는 방법

【만드는 방법Ⅰ】
① 찔레꽃을 따서 깨끗하게 손질한다.
② 꽃잎과 설탕을 겹겹이 재운다.

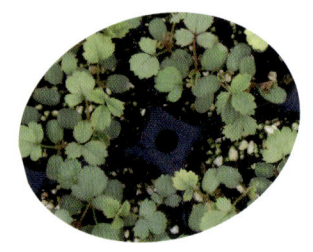
종자로 심어
싹이 나온 찔레

③ 15일 정도 지나면 마실 수 있다.
④ 꽃 5송이 정도를 찻잔에 넣고 뜨거운 물을 부어 마신다.

【만드는 방법Ⅱ】
① 찔레꽃을 따서 깨끗하게 손질한다.
② 그늘에서 말린다.
③ 건조한 꽃잎 5송이 정도를 찻잔에 넣고 뜨거운 물을 부어 마신다.

차로 마신 후 꽃 이용법

① 재탕하여 마신다.
② 재건조하였다가 다른 꽃재료와 섞어서 쿠키, 비누 만들기나 목욕재로 이용한다.

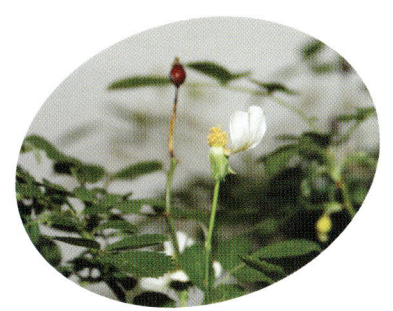

찔레꽃이 진 후
열매가 열리는 모습

찔레와 관련된 이야기

그 고운 꽃에 어떻게 찔레란 이름이 붙게 되었을까? 아무도, 어떤 기록도 정확히 말해주진 않지만 가시가 가득한 줄기, 꽃이 예뻐 손을 뻗어 탐이라도 내자면 영락없이 찔리게 되므로 '찌르네'하다가 찔레가 되었을 것이라는 추측이 설득력 있게 들린다.
찔레꽃이 필 때 비가 세 번 오면 풍년이 든다고 농부들은 말한다.
찔레는 향기가 좋아 옛 사람들은 요즈음처럼 요란한 향수나 방향제 대신 향그러운 열매를 담아 두고 겨울을 나기도 했고, 꽃잎을 모아 향낭을 만들기도 했고, 또 베갯속에 넣어 두기도 했으며 찔레꽃을 증류시켜서 이것을 화로, 즉 꽃이슬이라고 불렀다. 한편 화장품이 없던 시골 처녀들은 말린 찔레꽃잎을 비벼 화장세수를 하곤 했다고 한다.

35 패랭이꽃차
부인의 사랑

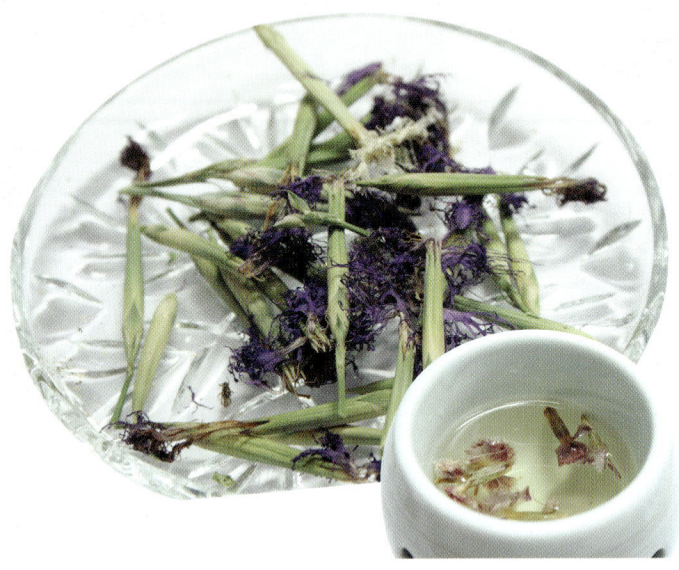

- 꽃말 : 부인의 사랑
- 학명 : *Dianthus×hybrida*
- 영명 : Chinese Pink
- 이명 : 낙양화, 석죽화, 천국, 천국화
- 과명 : 제비꽃과
- 개화시기 : 6~9월

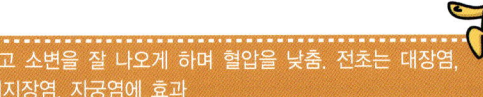

열을 내리고 소변을 잘 나오게 하며 혈압을 낮춤. 전초는 대장염, 위염, 십이지장염, 자궁염에 효과

❂ 효능 및 꽃의 이용

패랭이는 꽃과 열매가 달린 전체를 그늘에 말려 약재로 쓴다. 깨끗한 꽃잎을 떼어 요리에 장식하거나 샐러드에 이용하면 좋다.

전초를 구맥이라 하고 소염, 청열, 이수, 파혈, 통경의 효능이 있고 소변불통, 혈뇨, 신염, 임병, 무월경, 옹종, 목적을 치료한다.

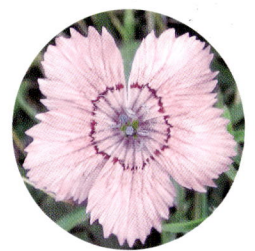

패랭이꽃

패랭이꽃은 성질이 차다. 패랭이꽃의 잎, 줄기, 열매를 달여서 복용하면 대장염, 위염, 십이지장염 등에 효험이 있고, 여성들의 생리불순이나 자궁염에도 효과가 있다.

찻물을 따르면 꽃이 피는 모습이 아주 예쁘며 향기도 그윽하고 약간 구수한 맛이 난다. 열에 약해 보랏빛 꽃색은 1분 정도 지나면 투명하게 변해 버린다. 맛과 향이 순하여 먹기에 부드럽고 편하다. 차색은 갈색으로 꽃색이 약간 빠져 나온다.

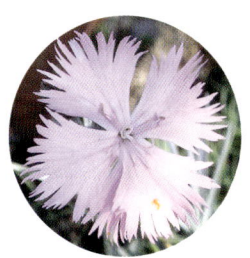

술패랭이꽃

❂ 채취 방법

봉오리에서 바로 핀 꽃을 선택한다.

❂ 꽃차 만드는 방법

① 물로 꽃을 깨끗하게 씻어 물기를 빼고 그늘에서 말린다. 방습제를 넣은 통에 보관하면서 이용한다.
② 꽃잎을 찻잔에 넣고 뜨거운 물을 부어 마신다.

36 홍화차
불변

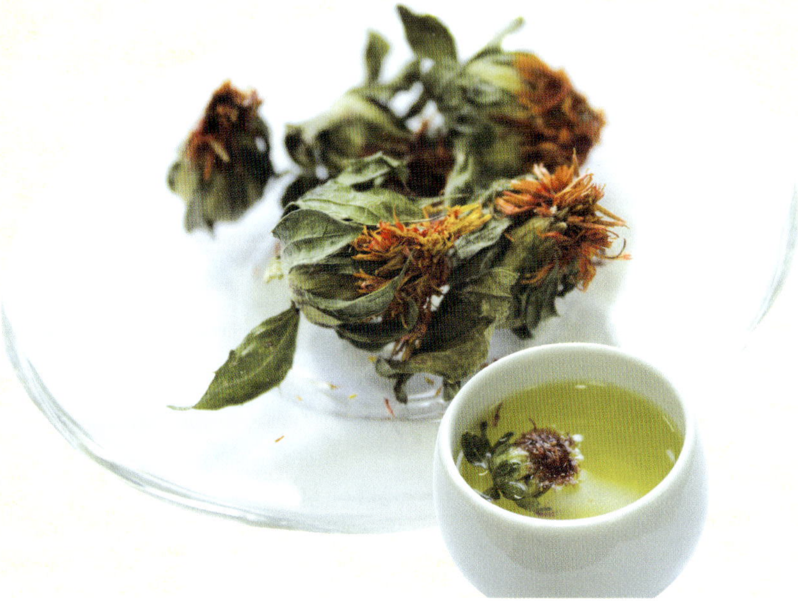

- 꽃말 : 불변
- 학명 : *Carthamus tinctorius* L.
- 영명 : False Saffron, Bastard Saffron, Safflower
- 이명 : 잇꽃, 이꽃
- 과명 : 국화과
- 개화시기 : 7~8월

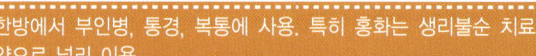

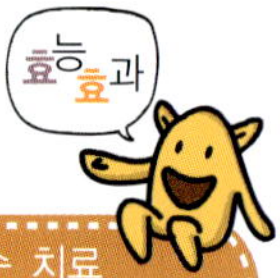

한방에서 부인병, 통경, 복통에 사용. 특히 홍화는 생리불순 치료약으로 널리 이용

❶ 효능 및 꽃의 이용

이른 아침 이슬에 젖었을 때 꽃을 따서 말린 것을 홍화라 한다.

홍화의 꽃잎에는 물에 녹지 않는 카사민(carthamin), 물에 잘 녹는 샤프롤옐로우(safflower yellow)라는 물질이 들어 있다. 천을 붉게 염색하거나 붉은색 화장품의 원료로 이용되는 것이 카사민이고 약용으로의 효과는 샤프롤옐로우에 의한 것이다.

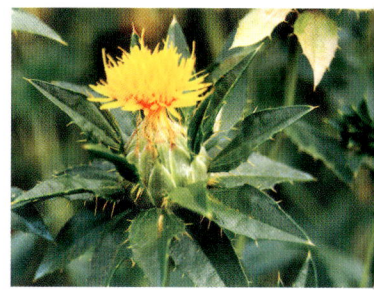
홍화꽃

꽃잎은 여성의 생리통, 냉증 등에 이용되고 있다. 홍화차는 부인병에 효과가 있으며, 정혈제, 냉습, 울혈 등에도 효과가 있다. 눈의 충혈, 급성결막염, 다래끼 등이 있을 때 눈에 생긴 열을 내려 소염 작용을 한다. 셀레늄 성분이 있어 기억력을 증진시키고 치매를 예방하는 효과가 있다.

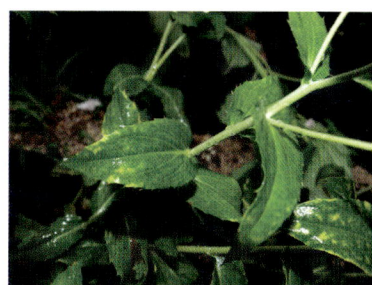
홍화잎

혈액순환을 통해 피부를 건강하게 한다. 콜레스테롤 수치를 내려주고, 동맥경화를 개선시켜 주는 효과가 있다. 꽃은 활혈, 통경, 하담, 지통의 효능이 있고, 무월경, 복중경결, 난산, 어혈에 의한 통증, 옹종, 타박상을 치료한다.

꽃에는 샤프롤옐로우, 카사민, 샤프로민A(safflomine A), 2-하이드록시악틴(2-hydroxyarctin)이 함유되어 있다.

차색은 진한 노란색이다. 맛은 약간 쓴맛이 나지만 오렌지색의 꽃과 초록색 꽃받침이 예쁘게 피어 오르는 것이 아름답다.

🌸 채취 방법

꽃이 노란색에서 붉은색으로 변할 때 채취해서 말려 사용한다.

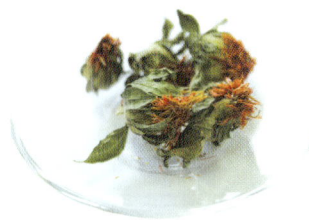

말린 홍화

🌼 꽃차 만드는 방법

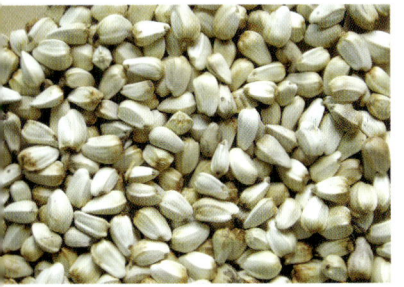

홍화씨

① 홍화를 깨끗이 씻어 물기가 빠지면 꿀이나 설탕과 혼합하여 재워 둔다.
② 홍화 3g에 뜨거운 물을 붓고 5분 정도 우려내서 마신다.
③ 하루 2회 정도 마시면 좋다.

🍵 차로 마신 후 꽃 이용법

재탕하여 마신다.

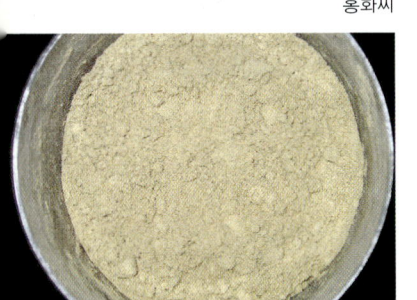

골절 치료에 많이 사용되는 홍화씨로 만든 분말

홍화 주의할 점

홍화는 자궁의 수축을 강하게 돕는 작용이 있어 임신부의 복용을 금한다. 생리 중에도 복용을 하지 않는다. 많은 양을 한 번에 복용하는 것도 금한다.

【 사진으로 만나는 대표 버섯요리 】

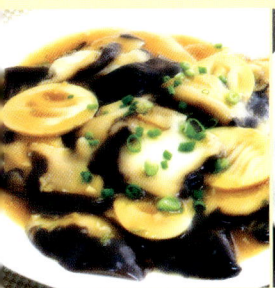
표고버섯 죽순볶음

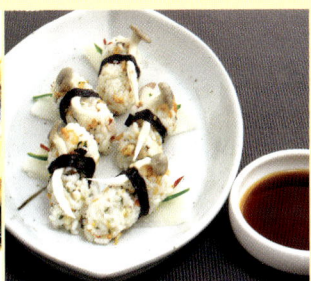
버섯주먹영양밥

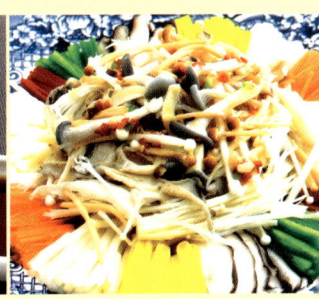
버섯오색냉채

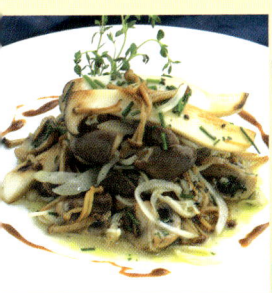
버섯버터볶음

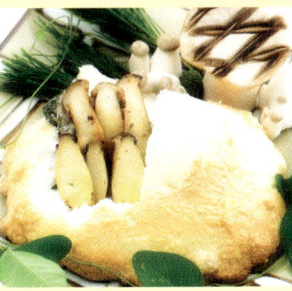
송이구이

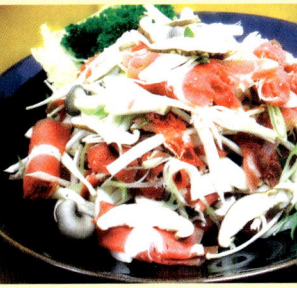
버섯생불고기

【 사진으로 만나는 대표 꽃차·약차 】

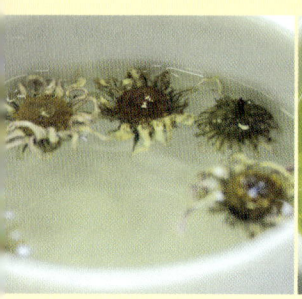
구절초꽃차

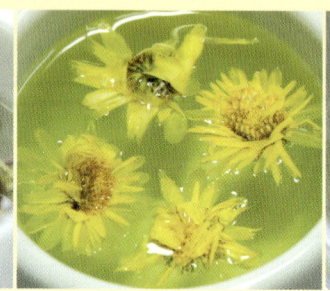
국화꽃차

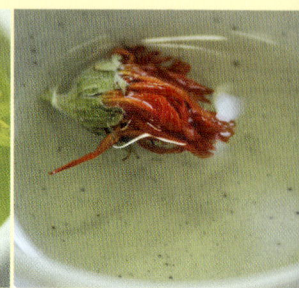
금잔화꽃차

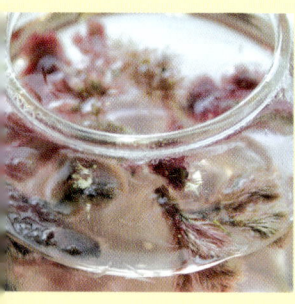
맨드라미꽃차

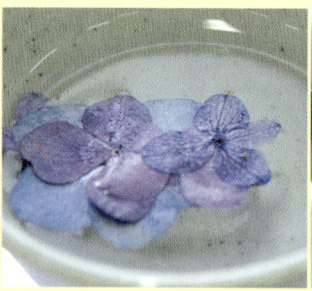
수국꽃차

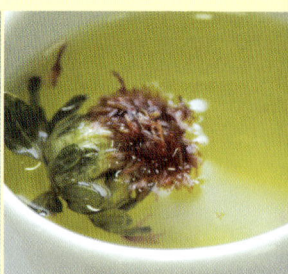
홍화차